다이어트 + 건강

둘을 잡다

어쩌다 20년 다이어터의 다이어리

다이어트 ⁺ 건강
둘을 잡다

이미나 다이어터 꼬마 약사 **지음**

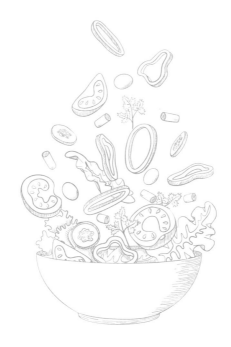

청홍

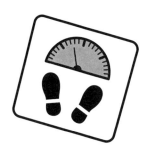

어둡고 긴 터널 지나 세상 속으로

열두 살. 아무 걱정 없이 마냥 밝기만 해도 되는 나이이다. 하지만 나는 열두 살이라는 어린 나이에 몸매 때문에 수치심을 느꼈다. 같은 반 친구들 앞에서 비만이라는 사실이 드러났고 그때부터 20년간 나는 뚱뚱한 아이였다.

반 친구들의 투표로 실장이 되어보고 열심히 공부해서 1등도 해보았다. 그래도 나는 뚱뚱한 아이였다. 몸무게가 40kg이 되지 않았을 때에도 내 눈에 비치는 나의 몸은 뚱뚱했다.

뚱뚱한 아이였던 지난 20년간 나의 목표는 단 하나였다. 마르는 것. 그것에 내 모든 신경이 집중되어 있었다. 하지만 아이러니하게도 몸에 집착하면 할수록 살은 더 빠지지 않았다.

나에게만 집중했을 때 다른 사람의 아픔은 보이지 않았다. 세상에서 나만큼 불쌍하고 나만큼 힘들게 사는 사람은 없어 보였다. 그리고 그게 나 자신을 사랑하는 방법이라고 생각했다. 그런데 그 시절 나는 결코 나를 사랑한 게 아니었다. 그냥 세상의 기준에 나를 끼워 맞추려고 했다. 있는 그대로 내 모습을 인정하기 싫었기 때문이다.

보이는 외모에 집착하는 사람…
예전 나를 보는 듯

나 자신을 있는 그대로 받아들이기까지 많은 어려움을 겪었다. 거식증과 폭식증 때문에 정상적인 일상생활이 불가능했고 친구들과는 깊은 관계를 맺지 못했다. 불면증 때문에 복용한 수면제의 부작용으로 고생도 했다. 산부인과에서 불임을 진단받은 후 7년 만난 남자친구와 헤어지기도 했다. 혼자 자취하던 시절에는 헬스장과 약국만 오가는 우울한 나날들을 보냈다.

어둡고 긴 터널을 겨우 지나 드디어 세상 속의 나를 인정할 수 있게 되었다. 이 책은 터널을 지나오며 내가 겪었던 이야기를 담고 있다. 알고 보니 나는 생각보다 꽤 괜찮은 사람이었다. 부모님에게는 눈에 넣어도 아프지 않은 사랑스러운 넷째 딸이었고, 언니들에게는 귀여운 막내 동생이었다. 학교 선생님들에게는 성실하고 착한 학생이었고, 친구들에게는 밝고 상냥한 친구였다.

갇혀있던 틀을 벗고 다양한 사람들을 만나고 관계를 맺기 시작했다. 그러자 예전의 나와 같은 모습을 지닌 사람들이 눈에 들어왔다. 거울 속 자신이 맘에 들지 않아 불평하는 사람, 배부르다는 핑계로 밥을 먹지 않는 사람, 보이는 외모에 집착하는 사람… 모두 예전의 나를 보는 듯 했다. 그 사람들은 외모라는 틀 안에 갇혀 자신을 사랑하지 못하고 날마다 주위 사람과 자신을 비교하며 괴로워하고 있을 것이다. 그 절망적인 느낌을 알기에 가슴이 아팠다. 그래서 그 사람들에게 나의 이야기를 해주어야겠다고 마음먹었다.

만약 특별한 다이어트 비법이 있을 것이라 기대하고 이 책을 선택했다면 미안하다고 말해주고 싶다. 사실 이 책에는 엄청난 다이어트 비법이 있지 않다. 그리고 이 책을 읽는다고 해서 다이어트에 성공할 수 있는 것도 아니다.

대신 이 책에는 지난 20년 나의 몸에 대한 이야기가 담겨 있다. 내가 왜 다이어트를 시작했는지, 다이어트에 대해 착각하고 있던 부분이 어떤 건지, 그로 인해 얼마나 많은 시행착오를 겪었는지 그리고 극복한 과정까지 담았다.

나의 이야기가 나와 같은 사람에게 도움이 되길 바란다. 어두운 터널을 빠져나오는 데 손전등과 같은 역할을 하길 바라는 마음으로 이 책을 썼다.

이 책의 차례를 간단하게 설명하자면, 1장에서는 내가 어린 나이에 다이어트를 하게 된 이유에 대해 이야기했다. 2장에는 다이어트를 하며 겪었던 이야기를 담았다. 참고로 대부분 다이어트 실패담이다. 3장과 4장에서는 나의 다이어트 경험과 약사로서 공부한 지식을 바탕으로 다이어트에 도움 되는 식이요법과 운동에 대해 이야기했다. 그리고 마지막으로 5장에는 다이어트를 하며 깨달았던 것을 담았다.

이 책을 쓰는 동안에도 나는 많은 변화가 있었다. 불임을 선고받았던 내가 자연임신에 성공했다. 그리고 출산해서 100일 된 딸을 키우고 있다.

임신과 출산을 겪으면서 몸도 변했다. 운동하며 생긴 근육은 다 빠지고 허리라인도 없어졌다. 가슴은 처지고 더이상 엉덩이의 탄력은 찾아볼 수 없다. 스피닝을 하루 두 타임씩 타고 10km 마라톤을 거뜬히 달린 내가 이젠 조금만 걸어도 숨이 찬다.

현재 나는 출산 후 3개월이 지났는데도 마치 임신 5개월 때처럼 배가 나와 있다. 임신 전 입던 옷은 사이즈가 맞지 않고 겨우 몸을 구겨 넣어도 예전과 같은 느낌이 나지 않는다.

예전 같았으면 거울을 보며 견딜 수 없을 만큼 힘들어했을 것이다. 남의 눈에 비친 내 모습을 걱정하며 발만 동동 굴렀을 것이다. 하지만 지금의 난 크게 걱정하지 않는다.

오히려 출산 후 변한 몸에서 다시 예전처럼 돌아갈 생각을 하니 설렌다. 비록 시간은 오래 걸리겠지만 꾸준히 노력하면 반드시 예전으로 돌아갈 수 있다는 확신이 있다.

나의 이야기가 책으로 출판되니 꿈만 같은 일이다. 책을 쓰기로 결심하고 차례를 정하고 초고를 완성하는 모든 일을 내가 해냈다니 너무 뿌듯하다.

이 책이 나올 수 있었던 건 모두 사랑하는 주변 사람 덕분이다. 말썽꾸러기 막내딸을 항상 아껴주시는 엄마와 아빠, 나의 롤 모델이자 경쟁자인 세 명의 언니들, 평생 내 편이 되어줄 남편, 우리 가족을 위해 늘 기도해 주시는 시부모님, 사랑을 베푸는 기쁨을 알려준 애완견 마요 그리고 나의 모든 것 딸 은유까지. 이 밖에도 나를 응원해 주는 주위 사람들 덕분에 해낼 수 있었다. 그리고 지금 이 책을 선택해 읽는 당신에게도 고마움을 전한다.

차례

제3장 잘 먹어야 잘 빠진다

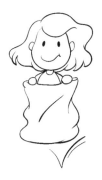

차례

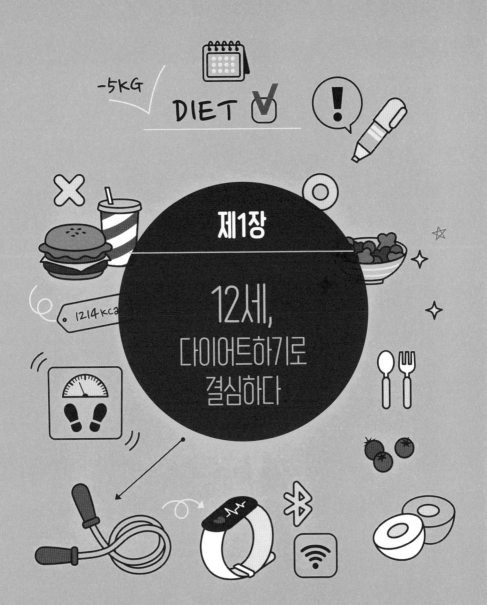

제1장

12세,
다이어트하기로
결심하다

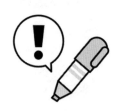

열두 살의 기억은 나에게 그런 것이었다.
그날 이후 내 삶과 행복의 기준은 몸이 되었다.
정상을 바란 게 아니었다. 깡마른 몸을 원했다.

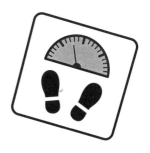

12세의 충격, 경도비만이 뭔가요?

누구에게나 인생 최악의 기억은 있을 것이다. 컨디션이 안 좋을 때면 흔히들 수능을 다시 보는 꿈, 군대에 재입대하는 꿈을 꾼다고 하지 않던가? 나에게도 그런 기억이 있다. 수능을 다시 보고 군대에 다시 가는 것과는 비교도 안 될 만큼 정말 기억하고 싶지 않지만 문득문득 떠올라 소름 끼치게 만드는 끔찍한 기억 말이다.

때는 초등학교 5학년, 열두 살로 기억한다. 난 이미 그때 내가

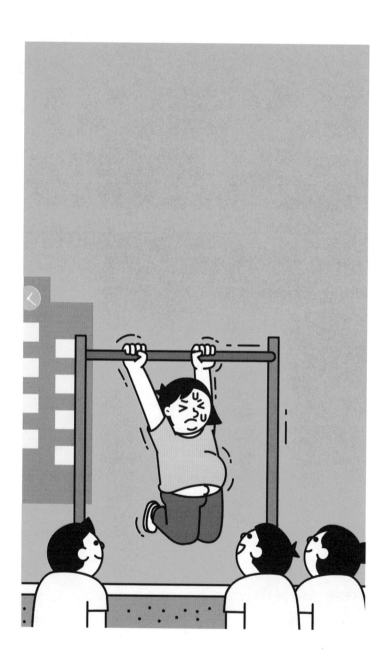

보통 아이들보다 통통하다고 인지하고 있었다. 하지만 항상 교실 맨 앞자리를 차지할 정도로 작은 키 때문에 내 나름의 귀여움과 깜찍함이 있다고 생각했다.

이런 나에게 1년에 한 번씩 찾아오는 큰 시련이 있었는데, 바로 신체검사였다. 키가 작은 건 문제가 아니었다. 작은 키와 어울리지 않게 묵직한 몸무게가 문제였다. 학기 초 신체검사 날이 정해지면, 나는 당일까지 엄청난 스트레스에 시달리곤 했다. 어린 나이에 스스로 단식을 할 정도였다.

문제의 그날도 신체검사를 받는 당일이었다. 나는 전날 저녁부터 쫄쫄 굶어 주린 배를 움켜쥐고 떨리는 마음으로 학교에 갔다. 그러나 배고픔도 잊게 할 사건이 나를 기다리고 있었다. 그날 학교에 체중과 키를 자동으로 인식하는 새로운 기계가 들어 왔다. 기계에 등을 기대고 가만히 서 있으면 알아서 키와 몸무게를 동시에 측정하고 체중미달, 정상, 체중과다, 경도비만, 중도비만을 분류했다. 그것도 모자라 어디에 속하는지 아주 큰 소리로 친절하게 말해 주는 무시무시한 기계였다.

"경·도·비·만입니다"

어제 저녁부터 굶었는데, 물도 안 마셨는데, 그럼에도 나는 어쩔 수 없는 비만이었다. 체중과다도 아니고 경도비만이었다. 기계에게 배려심이 있었다면 소리라도 조금 줄여서 이야기해 주었을 텐데 매정하게도 기계는 우리 반 아이들이 모두 들을 수 있게 아주 크게 소리쳤다.

작은 키에 묵직한 몸무게
신체검사는 악몽의 시간

이게 끝이 아니었다. 곧이어 나를 두 번 죽이는 일이 일어났다. 담임 선생님이 학급 아이들의 신체 발달 사항을 공개적으로 질문해 조사했다.

"자, 다음은 경도비만으로 나온 사람 손들어 볼까요?"

"……"

거짓말을 할 수는 없지 않은가? 나는 쭈뼛쭈뼛 손을 들었다. 용기 내어 손을 든 나에게 반 아이들의 눈길이 집중되었다.

"큭 큭 큭"

몇몇 아이들의 비웃는 소리가 들렸다.

"한 명, 자 다음…"

많은 아이들 중 경도비만은 나뿐이었다. 나름의 귀여움과 깜찍함(?) 그것은 나만의 착각이었다. 나는 그저 키 작고 뚱뚱한 아이였다. 그 사실을 알고 나니, 거울 속의 내가 너무 싫어졌다. 동글동글한 얼굴, 짧은 다리, 말랑말랑한 살들, 볼록 튀어나온 배, 어디 하나 예쁜 구석이 없었다.

열두 살의 악몽 같은 기억은 성인이 되어서도 나를 괴롭혔다.

어린 나이에 느꼈던 창피함과 수치심이 불쑥불쑥 튀어나와 반복적으로 나에게 상처를 주었다. 길거리에는 날씬한 몸에 예쁜 옷을 걸치고 돌아다니는 사람이 많았다.

그러나 거울 속의 나는 너무 못나고 뚱뚱해 보였다. 어떤 옷도 나를 가려주지 못했다. 이런 나를 누구도 사랑해 줄 수 없을 것 같았다.

날씬해지고 싶었다. 아니, 깡마르고 싶었다. 다리인지 팔인지 구분이 안 될 만큼 안쓰럽도록 가늘고 허벅지와 종아리, 발목이 가느다란 사람이 부러웠다. 나도 그런 몸이 되어야만 사랑받고 또 그래야만 나 자신도 사랑할 수 있을 것 같았다.

〈주디〉는 1940~1950년대에 전성기를 누린 배우 주디 갈란드의 이야기를 다룬 영화다. 주인공인 주디는 어릴 적 〈오즈의 마법사〉에서 도로시 역을 맡아 일약 스타덤에 오른다. 하지만 그 과정에서 주디는 큰 트라우마를 얻는다. 제작자가 그녀의 외모와 스타성을 놓고 다른 아역배우들과 비교하며 모욕을 주었다. 자존감이 낮은 주디는 제작자의 농간에 큰 상처를 받았다. 게다가 제작진은 많은 돈을 벌기 위해 어린 주디를 학대도 했다. 엄청난 양의 스케줄을 소화하게 하고, 심지어 잠을 못 자도록 약물을 먹이기도 했다.

이러한 경험은 그녀가 성장해서까지 영향을 끼쳤다. 그녀는 여러 번의 자살시도와 알코올 중독, 약물 남용으로 자신을 잃어 갔다. 촬영을 지연시키는 등 다른 사람들에게 피해를 주는 게 다반사였다. 결국 주디는 예전의 명성에 훨씬 못 미치는 대우를 받게된다. 그녀는 늘 초조하고 불안했다. 술을 끊지 못하고 약물에 의존했다. 또 끊임없이 사랑을 갈구했다.

다행히 힘든 시간을 지나 그녀는 주변 사람과 온전히 함께 한다. 평범한 시간의 소중함을 깨달으며 어릴 적 트라우마도 극복해 나갔다. 하지만 끝내 47세라는 원숙한 나이에 약물 중독으로 사망하고 만다.

말라야만 완벽하다고 생각
어릴 적 트라우마 지속

이와 비슷한 또 다른 이야기가 있다. 아마 많은 사람이 '조커'라는 캐릭터를 잘 알고 있다. 대부분 영화에서 조커는 악랄한 악당으로 그려졌다. 그런데 2019년에 개봉한 영화 〈조커〉는 그에 대해 이야기한다. 왜 악당이 되었는지, 무엇이 '아서'라는 평범한 인간에서 '조커'라는 무시무시한 괴물로 변했는지 말이다.

그는 어린 시절 양육자에게 학대 받아 뇌 기능에 손상을 입었다. 그래서 어떤 상황에도 발작하듯 웃는 증상이 있다. 이 때문에 성장 과정 내내 위축되어 지내고 사회에서도 소외 받고 트라우마를 겪는다. 모든 우울한 상황에 눌려 지내던 어느 날 그가 폭발한다. 그리고 자신의 분노를 반사회적으로 표출하는 무시무시한 괴물 '조커'가 돼버렸다.

앞의 두 이야기 모두 어릴 적 트라우마가 얼마나 위험하고 한 사람의 삶에 얼마나 지대한 영향을 주는지 잘 보여준다. 트라우마는 지극히 개인적이다. 대부분의 사람에게 아무 것도 아닌 일이 누군가에게는 정말 힘들고 죽어도 하기 싫은 일일 수 있다. 초보 운전 때 사고를 낸 후 다시는 운전대를 잡지 못하는 사람이 있는가 하면, 어릴 때 물에 빠졌던 기억 때문에 성인이 되어서도 물을 무서워하는 사람이 있다.

열두 살의 기억은 나에게 그런 것이었다. 그날 이후, 내 삶과 행복의 기준은 몸이 되었다. 정상을 바란 게 아니었다. 깡마른 몸을 원했다. 나는 아무리 친구를 많이 사귀고 반장이 되고 공부를 잘해도 스스로 만족할 수 없었다. 나를 사랑한다고 말하는 남자친구를 만나도 마찬가지였다. 여전히 마르지 않은 내 모습이 싫기만 했다.

나는 말라야만 완벽해질 수 있다고 생각했다.

나의 수많은 다이어트와의 전쟁과 끝나지 않는 악순환의 반복은 이때부터 시작되었다.

02
나의 이름을 불러줘!

! "야! 동글이. 야! 털실. 너 또 굴러가니? 좀 걸어 다녀."

"아, 왜 제대로 굴러가는 게 뭔지 보여줄까?"

'사람의 외모나 성격 따위의 특징을 바탕으로 남들이 지어 부르는 이름' 국어사전에 나오는 별명의 정의다. 나에게는 다양한 별명이 있다. 성장하면서 늘어나는 나이만큼 별명도 다양해졌다. 그중에서도 중·고등학교 때의 별명은 독창적인 것이 많았다. 대부분이 나의 외모와 관련되어 있는데, 키가 작고 통통한 모습을 가리키는 것이었다. 동글이, 털실, 공, 곰, 곰돌이 등 … 가끔 급한 일로 복도에서 뛸 때면, 친구들은 "공이 굴러간다! 털실이 굴러간다!"라며 손뼉 치며 웃어댔다. 내 이름은 부르지도 않고 별명으로만 나를 부르던 아이들이 대부분이었다. 마치 내 진짜 이름은 모르는 건가 싶을 정도였다.

남몰래 눈물 흘리기도 그래서 '데스 노트'를 만듦

사실 부모님께서 지어주신 예쁜 이름을 놔두고, 그런 식으로 불리는 게 나로서는 매우 속상했다. 하지만 소심한 나는 그 마음을 들키는 것이 싫었다. 쿨하게 보이고 싶은 나는 친구들이 놀릴 때마다 오히려 웃으며 대응했다. 맞장구를 치며 함께 웃었다. 때문에 친구들은 내가 상처받고 있을 줄은 전혀 몰랐다.

그러나 만약 그 시절 '데스 노트'가 있었다면, 나는 저녁마다 데스 노트 가득히 나를 힘들게 했던 친구들의 이름을 잔뜩 적었을 것이다. 놀림을 많이 받은 날에는 속상해서 남몰래 눈물을 흘렸다. 또 나를 많이 놀린 친구에게 복수하기 위해 그 친구의 단점을 찾아 별명을 만들기도 했다. 내가 상처받은 만큼 그 친구들을 혼내주고 싶었다.

'내 동생 곱슬머리 개구쟁이 내 동생~ 이름은 하나인데 별명은 서너 개~ 엄마가 부를 때는 꿀돼지~ 아빠가 부를 때는 두꺼비~ 누나가 부를 때는 왕자님~ 어떤 게 진짜인지 몰라 몰라 몰라~'

동요 '내 동생'의 가사이다. 어렸을 때 율동까지 곁들여 재미있게 불렀던 기억이 난다. 그런데 문득 궁금해진다. '내 동생'은 과연 어떤 별명을 좋아했을까? 모르긴 몰라도 꿀돼지나 두꺼비란 별명을 좋아하진 않았을 것 같다. '내 동생'은 엄마, 아빠보다 누나를 더 좋아하지 않았을까?

단점 부각… 자존감 하락
별명 계기로 다이어트 시작

물론 주위에 듣기 좋은 별명들도 많다. 최근 인기를 얻고 있는 사업가이자 요리 연구가인 백종원은 그의 특징을 잘 나타내는 '백주부'라는 별명으로 불린다. 유재석은 바른 인성과 방송 태도 때문에 유재석과 하느님의 합성어인 '유느님'이란 별명을 갖고 있다. 이 밖에도 배용준은 '욘사마', 손흥민은 '손날두'등 장점을 부각시키는 별명으로 불린다. 심지어 캐릭터인 뽀로로에게도 '뽀통령'이라는 좋은 별명이 있으니 부러울 따름이다.

요즘에 몇몇 기업에서 구성원 간의 호칭을 직급 대신에 닉네임(별명)을 사용한다. 그 결과 딱딱한 상하 관계에서 벗어날 수 있고, 협업을 하는 데 바람직한 결과를 내고 있다.

이 경우 별명은 좋은 효과를 가져 오고 서로 더 특별한 관계를 만들어 준다. 그런데 나의 별명은 반대였다. 나의 단점을 부각시키고 자존감을 떨어뜨렸다.

〈빨강 머리 앤〉에서 길버트는 앤의 가장 큰 콤플렉스였던 빨강 머리를 '홍당무'라는 별명으로 불렀다.

수업 중이었음에도 불구하고 화가 난 앤은 쓰고 있던 흑판으로 길버트의 머리를 내려친다. 그 후 앤이 길버트에게 마음을 열기까지 참 많은 시간이 걸렸다. 약점을 건드리는 별명은 의도와 상관없이 상처를 주는 것 같다.

오랜 다이어트 기간 나는 나와 같은 고민과 상처를 가진 사람을 많이 볼 수 있었다. 어떤 사람은 팔다리가 길지만 상체에 살이 많아서 '거미'라는 별명을 갖고 있었다. 그리고 뱃살 때문에 '만삭녀'라고 불리는 사람도 있었다. 헐크, 골리앗, 물먹는 하마 등 살이 쪘다는 이유로 생기는 별명은 다양했다. 하지만 다양한 별명의 결과는 똑같았다.

마음의 상처이다.

누군가는 재미로, 관심의 표현으로 부르는 별명이 듣는 사람에게는 잊을 수 없는 상처로 다가올 수 있다. 대부분의 사람이 별명을 계기로 다이어트를 시작했다고 할 정도였으니 별명이 갖는 폐해는 실로 엄청나다.

다이어트에 성공한 후 사람들은 더이상 나를 동글이, 털실, 공

등으로 부르지 않았다. 어쩌다가 나의 옛 별명을 알게 된 사람은 새삼 놀라워했다. 나는 그런 반응에 뿌듯하기도 했지만 한편으로는 통통했던 예전으로 되돌아갈까 봐 두렵기도 했다. 수시로 체중계에 올라가며 몸무게를 확인하고, 조금이라도 늘어나면 당장 '공'이라고 불릴 것 같아 불안했다.

미국 소설 《주홍 글씨》에서 헤스터는 간통한 죄로 주홍색 글자 A(Adultery·간통)를 가슴에 달게 된다. 그리고 사람들의 경멸어린 시선을 받으며 고통스러운 삶을 산다. 지울 수 없는 가슴 위의 표시. 나에게 학창시절의 별명은 주홍 글씨 같았다. 없애버리고 싶지만 결코 지울 수 없는, 언제든지 들킬 수 있는 슬픈 과거를 완벽히 없애기 위해서 나는 다이어트를 해야 했다. 어렸을 적부터 말랐던 사람처럼, 원래 날씬했던 것처럼 보이기 위해 끊임없이 다이어트를 해야만 했다.

내 이름 불리고 싶어
혹독한 살 빼기 돌입

하지만 아이러니하게도 다이어트를 할수록, 몸무게가 빠질수록 다이어트 강박 증상은 더욱 더 심해졌다. 처음에는 어느 정도가 되면 스스로 만족하고 다이어트를 멈추리라 생각했다. 하지만 나는 다이어트라는 멈출 수 없는 쳇바퀴에 탄 것처럼 멈출 수 없었다. 오히려 점점 더 힘들고 혹독한 다이어트를 해야 효과를 볼 수 있었다. 그 시절, 내 가슴의 주홍 글씨를 지우기 위한 노력은 치열했고 끔찍했다.

시인 김춘수는 〈꽃〉이라는 시에서 이름을 불러줄 때 비로소 꽃이 된다고 말한다. 세상의 모든 사물, 생명체는 언어 특히 이름으로 불릴 때 의미 있는 존재가 된다.

예비 엄마, 아빠가 아이를 임신했을 때 가장 먼저 하는 일은 '태명 짓기'다. 부모가 태명을 부를 때 배 속의 아주 작은 아기는 더욱 의미 있고 생명력을 가진 존재가 된다. 아이가 태어나면, 부모는 평생 아이를 부를 이름을 짓기 위해 많은 고민을 한다. 모든 가족이 동원되고, 심지어 작명소에서 돈을 주고 좋은 이름을 짓는다. 우리 아이가 누군가에게 의미 있는 존재가 되길 바라는 마음에서 신중에 신중을 기한다.

동글이, 털실, 공 등으로 불렸을 때, 나는 그저 통통하고 우스운 아이였다. 나는 나라는 존재가 폄하되는 것이 싫었다. 부모님께서 지어주신 좋은 의미의 예쁜 이름으로 불리고 싶었다. 인정받고 싶었고 의미 있는 존재가 되고 싶었다. 오직 다이어트만이 모든 것을 해결해 줄 유일한 방법이라고 생각했다.

나도 누군가의 꽃이 되고 싶었다.

03
딸 부잣집 막내딸은
왜 미운 오리 새끼가 되었나?

요즘 MBC에서 〈공부가 머니?〉가 방영 중이다. 연예인 부모가 자녀를 교육하는 모습을 보여주는 관찰 예능 프로그램이다. 교육 관련 전문가들의 진단과 상담도 함께 이뤄진다.

어느 날 소이현-인교진 탤런트 부부가 출연했다. 이들에게는 두 딸 하은이와 소은이가 있다. 그런데 소은이의 행동이 눈길을 끌었다. 소은이는 언니인 하은이의 행동 하나하나를 똑같이 따라하려 했다. 언니가 심부름을 하면 자신도 하겠다고 나섰다. 또 언니가 물을 다 마시면 자신도 억지로 물을 다 마시겠다고 고집을 피우기도 했다.

'엄마, 나는 물 다 먹고 소은이는 조금 남았어.'

'소은이는 조금밖에 안 먹었네?'

'나도 물 다 먹어야죠, 언니처럼!'

소은이는 언니인 하은이를 경쟁자로 생각하고 있었던 것이다. 전문가들은 "첫째와 둘째가 경쟁하면 둘째는 첫째를 절대로 이길 수 없다. 경쟁 속에서 자존감이 떨어질 수 있다"고 조언했다. 이어 "부모가 무의식적으로 첫째를 챙기면서 둘째가 우선순위에서 멀어질 수 있으니 의도적으로 둘째를 신경 써줘야 한다"고 덧붙였다.

그 말에 내 마음 속 깊은 곳이 울렁였다.

언니와의 경쟁, 떨어지는 자존감, 우선순위… 모두 나의 이야기였기 때문이다.

위로 세 명의 언니들
공부도 잘해 부러움의 대상

나는 태어나자마자 절대 이길 수 없는 경쟁자가 세 명이나 있었다. 바로 세 명의 언니들이다. 나는 딸만 넷인 딸 부잣집의 막내딸로 태어났다. 누군가에게 나 자신을 넷째 딸이라고 소개하면 반응은 두 가지다.

"우와, 엄청 사랑받고 자랐겠네!"

"아이고, 아들은 없어? 부모님이 고생했겠다!"

과연 진실은 어느 것일까?

물론 나는 온 가족에게 큰 사랑을 받으며 자랐다. 언니들도 나이 차이가 많은 막내 동생을 진심으로 예뻐했다. 하지만 맏아들, 맏며느리인 부모님에게 넷째마저 딸이라는 사실이 마냥 행복하지만 않았다. 엄마는 임신 사실을 확인하러 간 산부인과에서 의사에게 꾸짖음을 들었다고 한다.

"아니 이렇게 늦게 오면 어떡해. 빨리 오기라도 했으면 지울 수라도 있지. 또 딸 낳아서 쫓겨나면 어쩌려고!"

까무잡잡한 얼굴
거친 손을 가진 아이로 성장

안타까운 마음에서 하신 말씀이다. 하지만 나는 그렇게 엄마 배 속에서부터 깊은 마음의 상처를 안고 태어났다. 엄마는 병원에 갈 때마다 의사에게 혼나는 게 무서웠고 속상했다. 그래서 더 이상 산부인과를 방문하지 않았다. 결국 나는 산부인과 병원이 아닌 가족이 살아온 집에서 태어났다. 탯줄은 산부인과 의사가 아닌 동네 아주머니가 잘랐다.

내가 태어났을 때 이미 언니들은 공부 잘하기로 유명했다. 내 나이 두 살쯤, 조그만 섬 마을의 학교 선생님이셨던 아빠는 광주로 발령이 났다. 큰물에서 놀기 시작한 언니들은 본격적으로 공부에 탄력을 받았다.

"어머, 수경이 엄마, 이번에도 수경이가 1등 했다며? 얼마나 좋아?"

"보라랑 찬미도 공부를 잘한다며? 어쩜 아이들이 하나같이 똑똑해 비결이 뭐야?"

사랑스러운 늦둥이답게 나는 엄마가 어딜 가나 졸졸 따라다녔고, 덕분에 주위 사람들이 얼마나 우리 엄마 아빠를 부러워하는지 알 수 있었다. 돈을 많이 버는 것도 아니고, 집안이 좋아서도 아니었다. 단 한 가지! 언니들이 공부를 잘한다는 이유였다. 부모님은 사람들의 관심과 부러움에 자못 기분 좋아하셨다. 때문에 나도 아주 어려서부터 언니들처럼 공부를 잘해야겠다는 생각을 했다.

세 명의 언니들은 하나같이 책을 좋아했다. 언니들에게 독서는 놀이였다. 좁은 집에 책이 가득했다. 하지만 나는 달랐다. 책이 잔뜩 있는 작은 집이 답답했다. 책은 재미가 없고, 지루했다. 그보다 밖에서 친구들과 흙으로 탑을 쌓거나 뛰노는 것이 좋았다. 부모님은 얼굴이 까맣게 타고, 넘어지면 무릎에 흉터 생기고, 손이 거칠어진다며 잔소리하셨다. 하지만 아무 소용이 없었다. 나

는 까무잡잡한 얼굴, 무릎에 큰 흉터와 거친 손을 가진 아이로 성
장했다. 이런 내가 언니들만큼 똑똑하고 공부를 잘하기는 어려운
일이었다.

옛날에 가장 늦게 알을 깨고 나온 오리가 있었다. 보통의 오리
들과 생김새가 조금 달랐던 그는 다른 오리들에게 미움을 받고
따돌림을 당한다. 결국 구박과 괴롭힘을 견디지 못하고 쫓겨나다
시피 집을 나온다. 하지만 방황과 고생 끝에 새끼 오리는 자신이
아름다운 백조였음을 알게 된다.

나는 '미운 오리 새끼' 신세
백조 되려면 날씬해져야

짐작하듯 동화 《미운 오리 새끼》 줄거리다. 사실 이 이야기는
작가 안데르센의 자전적 서사로 알려져 있다. 가난한 가정환경,
볼품없는 외모 때문에 자살을 생각할 만큼 안데르센은 불우한 어
린 시절을 보냈다. 연극배우의 꿈을 이루기도 쉽지 않았다. 그러
나 그의 글 쓰는 재능을 알아본 어느 귀족의 후원을 받으면서 인
생이 달라졌다. 160여 편의 동화를 발표하고 현재까지도 전 세계
적으로 사랑받는 작가로 기억되고 있다.

안데르센은 《미운 오리 새끼》에 자신의 모습을 투영했다. 가난
과 볼품없는 외모 때문에 그는 늘 열등감과 콤플렉스에 시달렸

다. 그래서 미운 오리 새끼가 아름다운 백조로 드러나는 반전의 결말로 스스로 자신에게 보상과 희망을 준 것은 아닐까.

이 동화를 읽은 후부터 나도 내가 미운 오리 새끼 같다고 자주 생각했다. 세 명의 언니들이 책을 볼 때 나는 흙장난을 했고, 언니들이 책상에 앉아 공부를 할 때 나는 동네 친구들과 술래잡기를 했다. 모든 것이 달랐다. 하지만 나도 언젠가는 백조가 될 수 있을 거라고 스스로 위안했다. 우아하고 아름다운 백조가 되면, 주위 사람 모두가 넷째 딸이 최고라며 인정해 줄 거라고. 하지만 그것은 허황된 꿈이었다.

아무리 기다려도 백조가 될 만한 낌새가 보이지 않았다. 나는 여전히 미운 오리 새끼에서 벗어나지 못했다. 오히려 점점 더 미워지는 오리 새끼였다. 어느 순간 백조가 될 거란 희망도 사라졌다. 그리고 자존감이 바닥에 떨어진 콤플렉스로 똘똘 뭉친 아이가 되었다.

넷째 딸인 나는 세 명의 언니들을 이길 수 없었다. 그럼에도 백조가 되고 싶었다. 공부로 언니들을 이길 수 없다면 더 예뻐지고 날씬해지기로 마음먹었다.

끝나지 않을 외로운 싸움이 시작됐다.

04
하루의 시작은 몸무게 확인
(다이어트에 목숨 걸어)

'거식증 모델 이사벨 카로 끝내 28세로 사망'

-스포츠조선 2010년 12월 30일자

2010년 11월 17일, 프랑스 모델 겸 여배우인 이사벨 카로가 갑자스럽게 사망했다. 이 소식은 전 세계 사람들에게 충격을 주었다. 28세라는 젊은 나이에 사망한 사실보다도 그녀가 죽은 이유 때문이었다. 그것은 바로 거식증이었다.

이사벨 카로는 13세부터 체중 증가에 대한 스트레스로 식욕 저하와 거식증에 시달려 왔다. 사망할 쯤에는 키 165cm에 몸무게가 30kg 정도밖에 되지 않았다. 그녀는 사망하기 전, 거식증의 위험을 경고하는 캠페인에 참여하며 세계적인 주목을 받기도 했다. 따라서 그녀는 거식증이 얼마나 위험한지 잘 알았고, 적극적으로 치료를 받았다. 그럼에도 그녀는 거식증과 싸움에서 지고 말았다. 젊은 나이에 생을 달리한 그녀를 보면, 거식증이 얼마나 무서운지 알 수 있다.

그리고 얼마 후 또 다른 안타까운 소식이 들렸다. 바로 이사벨 카로의 어머니가 먼저 보낸 딸에 대한 죄책감으로 자살을 했다. 엄마와 딸의 생명을 한꺼번에 빼앗은 죽음의 대리인은 거식증이었다.

음식 거부 토하기 운동 집착 등
거식증은 섭식장애 질환

2011년 4월 18일 저녁, 22살 모델 김유리가 숨진 채 발견되었다. 김유리는 2007년 자신의 미니홈피에 '1mm의 살 때문에 엄청난 스트레스를 받는다'는 글을 올려 다이어트의 괴로움을 호소했다. 당시 그녀는 키 176cm에 체중이 52kg이었다.

경찰이 발견했을 때, 그녀의 허벅지는 남자 발목 굵기 정도밖

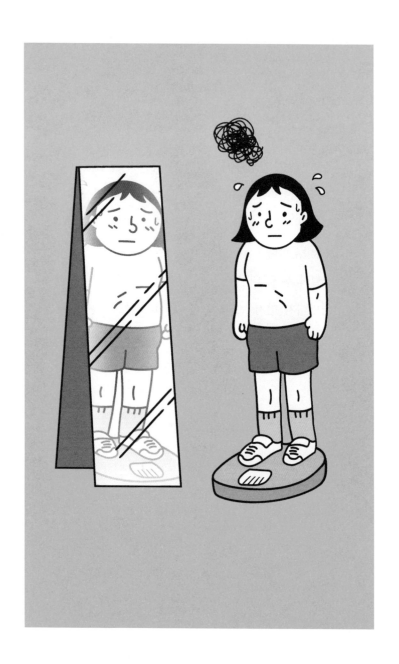

에 되지 않을 만큼 깡마른 상태였다고 한다. 사인이 확실히 밝혀지지 않았지만 그녀는 심각한 저체중으로 거식증을 앓은 것으로 추측됐다.

거식증은 섭식장애로 분류된다. 정확한 진단명은 '신경성 식욕부진증'이다. 국립정신건강센터에 따르면 거식증은 음식과 체중에 대한 불안으로 자기 파괴적인 섭식행동과 신체를 왜곡해서 인식하는 게 특징이다. 거식증을 앓는 사람은 음식을 거부하거나 과식 후 구토하기, 지나친 운동집착 등 비이성적인 행동을 보인다. 이들은 마른 체형 임에도 그렇지 않다고 생각하고, 저체중을 얻기 위해서 수단과 방법을 가리지 않는다.

거울에 비친 모습을 왜곡해서 보고, 누가 봐도 마른 사람인데 자신을 뚱뚱하다고 생각한다는 게 상상이 되는가? 보통 사람은 이해하기 어렵다. 그런데 나는 아주 잘 안다. 거식증이 무엇인지. 신체 왜곡이 가능한지. 그리고 극복하는 것이 얼마나 어려운 일인지 모두 다 나의 이야기이기 때문이다.

몸무게 줄어가는데
거울 속은 여전히 뚱뚱

나의 마름에 대한 갈망은 몸무게 집착으로 이어졌다. 어느 순간 내가 체중계 위에 올라가는 것은 물 마시기보다 더 흔하고 중요한 일이 되었다. 아침에 기상 후 가장 먼저 하는 일은 몸무게 확인이었다. 화장실에라도 다녀오면 또 다시 체중계에 올라갔다. 아침을 먹고 나면 얼마나 무게가 늘었는지 떨리는 마음으로 체중계 앞에 섰다. 물을 한 컵만 마셔도, 산책을 한 후에도, 몸무게가 얼마나 변했는지 두 눈으로 봐야만 안심이 되었다. 무언가를 먹으면 몸무게가 늘어나는 것이 당연함에도 달라진 체중계의 숫자를 보며 절망하곤 했다.

화장실을 다녀와서 생각만큼 무게가 빠지지 않으면 화가 났다. 체중계의 위치를 이리저리 옮겨 보며 혹시 오류가 생긴 건 아닌지 몸무게를 확인하고 또 확인했다.

체중계에 올라가는 일이 일상이 되자 어떤 방법이 몸무게를 줄이는 데 가장 효과적인지 알았다. 바로 '굶기'였다. 아무리 움직여도 변동이 없던 체중계의 눈금이 배고픔을 견뎌내면 쑥 내려가 있었다. 줄어가는 몸무게를 보니 배고픔을 참는 것이 힘들지 않았다. 나중에는 물 마시는 횟수와 양도 최소한으로 줄였다. 말 그대로 생존을 위한 최소량만 섭취했다. 그런데 이상한 점이 있었다. 몸무게는 줄어가는데 거울 속 나는 여전히 뚱뚱했고 못나 보였다. 이정도가 되면 얼굴도 갸름해지고 배도 쏙 들어가야 할 법도 한데, 거울을 보면 여전히 동글이가 있었다.

그렇다.

나는 내 모습을 왜곡해서 보고 있었다.

거식증의 전형적인 증상이었다. 하지만 객관적인 판단 자체가 불가능했다.

올더스 헉슬리의 소설 《멋진 신세계》에는 어느 누구도 불행하지 않은, 말 그대로 멋진 세계가 등장한다. 이곳은 무한한 물질적 풍요가 존재하고 질병, 전쟁 같은 육체적 고통과 정신적 고통이 존재하지 않는다. 이곳 사람들은 알파, 베타, 감마, 델타, 엡실론 다섯 가지 계급으로 나뉘어 생산된다. 마치 공산품처럼 '런던 중앙 인공부화. 조건 반사 양육소'라는 수정실에서 사람들이 인공수정으로 만들어 진다.

최고 지도자급에 속하는 알파계급은 최고의 환경에서 양질의 영양소를 공급받기 때문에 키도 크고 호감형의 외모를 지닌다. 반대로 델타, 엡실론의 하위계급 사람은 노동에 필요한 최소한의 조건만 주어줘 별 볼일 없는 외모와 낮은 지능을 갖게 된다. 하지만 아무도 이것에 불만을 갖지 않는다. 오히려 본인의 계급에 만족해한다. 특정 계급에 상관없이 사회 전체의 모든 구성원이 자신의 삶에 행복을 느낀다.

굶는 다이어트는 한계가 있어
몸이 보내는 적신호 받아들여야

다이어트밖에 모르던 시절, 내가 《멋진 신세계》 속 엡실론이나 델타 정도의 하위계급에 속해 있다고 느꼈다. 이미 정해진 유전자 때문에 아무리 발버둥을 쳐도 못난 외모를 벗어날 수 없다고 생각했기 때문이다. 내가 갖는 그들과의 차이점은 두 가지였다.

첫째, 그들은 본인의 처지에 만족한다. 그러나 나는 끊임없이 남과 나를 비교하며 만족하지 않는다. 내 모습을 있는 그대로 인정할 수 없어 못난 나를 끊임없이 미워하고 괴롭혔다.

둘째, 《멋진 신세계》 속 하위계급은 '소마'라는 약을 가지고 있었다. 소마는 부작용이 없고 행복감을 주는 일종의 마약이다. 아무리 불쾌한 감정도, 불안한 생각도 소마 1g이면 모두 사라진다. 하지만 나에게는 소마가 없었다. 줄어가는 몸무게 외에는 어떤 것도 나를 기쁘게 할 수 없었다. 일생 중 가장 어리고 생기발랄한 시절을 나는 누구보다 어둡게 보냈다.

굶는 다이어트에 한계가 왔다. 아무리 굶어도 반응이 없던 체중계의 눈금이 겨우 빵 한 쪽 먹었다고 크게 늘어났다. 믿을 수 없었다. 체중계의 건전지를 바꾸고, 위치를 옮겼다. 새로운 체중계도 구입했지만 결과는 똑같았다. 가야할 길이 아직 멀었는데 벌써 가로막길 앞에 선 기분이었다. 내 하루의 시작은 여전히 몸무게 확인이었기에, 아침이 오는 것이 끔찍했다.

그때 나는 알아차려야 했다. 그것이 나의 몸이 보내는 적신호였음을…. 살려달라고 울부짖는 것임을 깨달아야 했다.

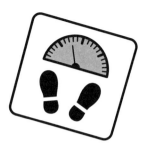

수면제를 먹어야만 잠들 수 있었던 이유

정말 내가 화를 낸 적이 없었나? 멍하니 있는 사이 은희가 먼저 전화를 끊었다. 못다 한 대화를 이어가려고 휴대폰을 쥐었지만 전화를 거는 방법이 갑자기 떠오르지 않았다. 통화 버튼을 먼저 누르는 건가? 아니면 번호 먼저 누르고 통화를 누르는 건가? 그런데 은희 번호가 뭐였지? 아니, 그것 말고 더 간단한 뭔가가 있었던 것 같은데….

_김영하《살인자의 기억법》

김영하 작가의 《살인자의 기억법》이라는 소설이다. 이 소설에는 알츠하이머병에 걸린 은퇴한 연쇄살인범 김병수라는 인물이 등장한다. 70세가 된 병수는 25년 전부터 살인을 그만뒀는데, 어느 날 그가 사는 마을 인근에서 연쇄살인이 일어난다.

병수는 자신의 딸이 연쇄살인 당할까 봐 두려워한다. 그러던 중 딸이 결혼할 남자를 병수에게 소개한다. 그런데 그 남자는 연쇄살인범으로 병수가 의심하던 사람이었다. 그 후, 병수의 걱정은 더욱 커진다. 알츠하이머병을 앓고 있어서 기억이 자꾸 끊기고 자신 앞에 벌어진 일이 자기가 행한 일이 맞는지 확신할 수 없다. 자신 앞에 기억나지 않은 일이 펼쳐진 상황에서 딸을 살인자로부터 지켜야 했다. 병수의 사투가 안타깝고 가슴 아팠다. 과연 진실이 무엇인지 소설의 결말이 어떻지, 끝까지 숨죽이며 소설을 읽은 기억이 있다.

살 빼려고 등하교 걸어서 다녀
잠 오지 않아 수면제 처방

《살인자의 기억법》 속 주인공이 알츠하이머병에 걸린 연쇄살인범이라는 점이 인상적이었다. 옛날의 기억은 생생한 데 바로 어제 있던 일은 기억할 수 없다니. 감히 상상이 되는가?

사실 나는 어렴풋이 소설의 병수가 느꼈을 두려움을 알고 있다. 기억나지 않는 데, 내가 저지른 일들을 보았을 때의 황당함을 느껴본 적이 있다.

수능시험이 끝나자, 결과와 상관없이 먼저 시작한 일이 있다. 바로 미뤄두었던 오랜 숙제인 다이어트였다. 다이어트에 대한 어떤 상식도 갖지 않았던 나는 가장 무식한 방법을 사용했다. 바로 무작정 굶기. 그리고 끊임없이 움직이기. 당시 재학 중이던 고등학교에 가려면 집에서 버스로 30분정도 가야 했는데, 그 거리를 걸었다.

지금 생각해 보면 주로 차들이 다니는 길이라 인적도 드물어 꽤 위험했을 텐데 그땐 그런 생각이 없었다. 그 당시 살을 빼는 것 보다 중요한 건 없기 때문이다. 등·하교 길 뿐만 아니라 친구와 약속으로 외출할 때도 웬만해서는 걸었다. 그리고 먹는 양을 줄였다. 살아가는 데 필요한 최소한의 열량만 섭취했다.

어느 순간, 살이 빠지기 시작하더니 몸무게의 앞자리가 바뀌었다. 걸어 다니는 것도, 굶는 것도 익숙해지자 몸무게는 가속도가 붙은 것처럼 줄어들었다. 더이상 힘들게 먹고 싶은 것을 참지 않아도 되었다. 체중계의 숫자가 줄어드는 재미에 식욕이 사라졌고, 오히려 배고픔을 느끼는 것이 즐거웠다. 그래야 내일 아침 몸무게가 또 바뀔 수 있을 거라 생각했으니 말이다.

그때 멈췄어야만 했다. 살이 빠진다고 좋아하던 그 순간, 돌이킬 수 없는 다이어트의 늪에 빠졌다. 결국 그 늪에서 헤어 나오기 위한 몸부림은 그 후로도 십년이 넘게 지속되었다.

언젠가부터 잠이 오지 않았다. 참고로 나는 일찍 자고 일찍 일어나는 아주 모범적인 수면 습관을 갖고 있었다. 고등학생 시절, 저녁 9시만 넘으면 몰려오는 잠으로 야간 자율학습 시간이 너무 힘들었다. 반대로 친구들이 힘들어하는 아침 0교시 자습시간이 나에게는 하루 중 최고로 집중이 잘되는 황금 시간이었다. 이런 내가 밤 12시가 넘어도 잠을 잘 수 없었다. 처음에는 대수롭지 않게 여겼다. 어차피 수능도 끝났고 당분간 학교 수업을 들어야 한다는 부담감도 없었기 때문이다.

그런데 하루 이틀이면 끝날 줄 알았던 불면의 날이, 일주일이 지나도 한 달이 지나도 계속되었다. 어쩌다 겨우 잠이 들어도 1~2시간 후면 깨어났다. 고통스러웠다.

결국 병원을 찾았다. 잠을 못 잘뿐, 다른 곳에는 별 이상이 없던 나에게 의사선생님은 대수롭지 않게 수면제를 처방해 주었다. 약의 힘을 빌려서라도 푹 자고 싶었기 때문에 설레는 맘으로 처방받은 수면제를 먹었다. 후에 일어난 엄청난 일은 생각지도 못한 채 말이다.

눈을 떴을 때, 주위 공기가 심상치 않음을 느낄 수 있었다. 침대 위에 널브러져 있는 봉지들과 자연 해동되어 흐물흐물한 냉동식품들이 먼저 눈에 들어왔다. 그런데 기억나지 않았다. 이것들을 냉장고를 열고 먹었다니, 믿을 수가 없었다. 하지만 입 주위와 잠

옷 위에 묻은 음식물들의 흔적에서 범인이 나라고 정확하게 가리키고 있었다. 놀랄 일은 여기서 끝이 아니었다.

"미나야, 너 어제 나한테 전화해서 한 이야기 기억나?"

"내가? 내가 언제 전화를 했어?"

"너 기억 안나? 네가 어제 새벽에 전화해서 이상한 소리를 하다가 끊었어."

핸드폰의 통화기록은 분명 늦은 시간에 내가 친구에게 전화를 했음을 알려줬다. 수면제를 먹고 한창 맛있게 잠잤을 시간에 친구에게 전화를 걸어 2~3분가량 통화를 한 기록이었다. 문자를 주고받은 흔적도 있었다. 하지만 나에겐 이와 관련된 어떤 기억도 없었다.

수면제 습관화 부작용 심각
폭식 기억상실 자살시도 불러

어디라도 잘못된 걸까 싶어서 무섭고 두려웠지만, 누구에게도 이런 이야기를 말 할 수 없었다. 직접 보고 경험한 나도 믿을 수 없는데, 누가 믿을 수 있겠는가. 오히려 내 이야기를 듣고 나를 이상한 사람으로 취급할 것만 같았다. 결국 그때의 일은 내 가슴 속 깊은 비밀로 남았다. 그리고 이 기억이 불쑥 튀어나올 때마다 내가 정상이 아닐지도 모른다는 불안감에 휩싸이곤 했다.

그때 겪은 일들이 수면제 때문임을 안 것은 시간이 꽤 흐른 뒤였다. 약학대학에 진학하여 약에 대해 공부하면서 수면제의 부작용도 알게 되었다. 당시에 복용한 약은 환각이나 혼동, 몽유병 등의 이상반응이 보고된 약이었다. 실제로 복용한 사람들 중 나와 같이 수면 중 무언가를 먹거나 전화를 걸거나 돌아다니는 등의 이상증상을 호소하는 경우도 있다. 그런 줄도 모르고 그동안 정신적으로 문제가 있을 수도 있다는 생각에 홀로 힘들었다. 그리고 다행히 겁을 먹고 수면제 복용을 중단했지만, 수면제가 자살 가능성을 높인다는 연구 결과들도 있다.

2016년 7월 16일 방영된 SBS 〈그것이 알고 싶다〉에서 '연예인 연쇄 자살 사건'을 다뤘다. 최진실, 최진영 그리고 그들의 매니저까지 포함해 그들이 자살하는데 수면제가 결정적인 역할을 했을 수 있다는 내용이었다. 또 짧게는 몇 개월에서 길게는 10년 이상 수면제로 인해 폭식, 기억상실, 자살시도에 이르는 심각한 부작용을 겪는 사람이 많다고 했다. 나만 겪은 일이 아니었다. 그리고 만약 수면제를 계속 복용했으면 나에게도 끔찍한 일이 일어났을 수도 있었다.

내가 원한 것은 단순했다. 살이 빠지는 것, 날씬해지는 것인데 달성하는 길은 너무 험했다. 나는 날씬해질 수 없는 운명인 걸까.

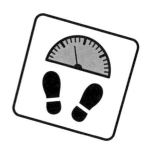

나는 왜 매번 다이어트에 실패할까?

 '오프라 패러독스(Oprah paradox)'라는 말이 있다. 모든 면에서 뛰어난 능력을 가진 것으로 여겨지는 사람이 자기 관리에서 실패했다는 모순적인 현상을 비유할 때 쓰는 말이다. 이 말의 유래는 우리 모두가 아는 오프라 윈프리의 경험에서 나왔다. 어릴 적 불우한 환경을 극복하고 미국 최고의 방송인으로 성공한 오프라 윈프리. 그런 그녀가 성공하지 못한 단 한 가지가 바로 다이어트였다.

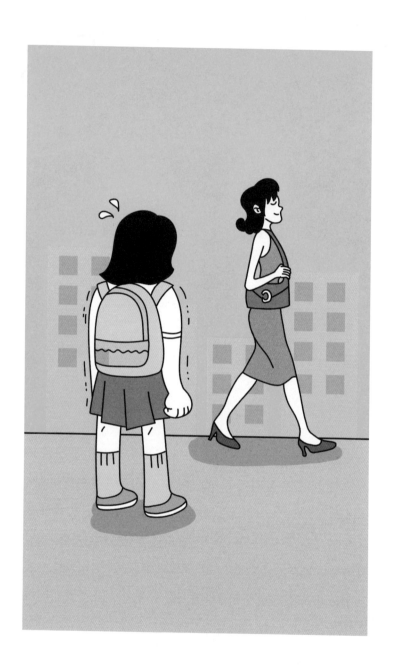

윈프리는 1977년 스물세 살 때부터 안 해본 다이어트가 없을 정도로 수많은 시행착오를 겪었다. 한때 107.5kg에 육박할 정도로 살이 쪘던 그녀는 개인 트레이너, 개인 요리사와 최고의 다이어트 전문가라는 영양사, 의사 등의 도움을 받아 제대로 된 다이어트를 시작했다.

결국 2005년 그녀는 약 30kg을 빼는 데 성공했고, 이런 윈프리의 모습은 '다이어트 신화'로 세상에 알려졌다.

그러나 4년이 지나고 윈프리는 몸무게가 도로 100kg에 가까운 상태가 되었다고 대중 앞에 고백했다. 세상에서 가장 유명하고 부유한 여성 가운데 한 명인 윈프리도 '요요현상'을 막지 못했다.

'오프라 패러독스'를 아시나요
성공녀의 자기관리 실패 지칭

회원수가 60만 명에 달하는 다음(www.daum.net)의 한 카페에서 '요요'라는 키워드로 검색하면 관련 글이 5만 개 가까이 나온다. 힘들게 다이어트를 해서 49kg까지 감량해 2년을 유지했는데 다시 65kg으로 되돌아왔다는 이야기, 간헐적 단식으로 한 달 만에 9kg을 감량했는데 며칠 만에 다시 8kg이 쪘다는 이야기 등 요요현상을 경험한 사람의 구구절절한 이야기를 읽을 수 있다. 하나같이 몸무게를 감량하기 위해 엄청나게 노력해도 되돌아가는 것은 순간이라며 한탄한다. 그래서 다시는 요요현상을 겪지 말자며 요요를 방지하기 위한 채팅 그룹을 모집해 서로 식사, 운동 등 생활방식을 체크하며 격려한다.

요요현상은 다이어트를 하면서 체중이 줄었다가 다시 늘어나는 반복현상을 보고 미국 예일대학교 철학 박사인 켈리 D. 브라우넬이 처음 만든 단어이다. 나도 지난 20여 년간 다이어트를 하며 요요현상을 지겹도록 겪었다.

1kg을 빼기 위해서는 최대한 안 먹고 최대로 움직여야 했다. 그렇게 겨우 빼놓은 몸무게가 한 번 외식하거나 하루라도 운동을 하지 않으면 되돌아왔다. 심지어 그 전보다 더 늘었다. 그럴 때마다 하늘이 무너져 내릴 듯한 절망을 경험했고 다시 그 전으로 돌아갈 때까지 몸과 마음은 안정되지 않았다.

나는 어렸을 때부터 욕심이 많았다. 학창 시절엔 선생님들께 잘 보이기 위해 수행평가에 목숨을 걸었다. 박물관이나 미술관 등을 견학할 때면 사진도 많이 찍고 조사도 많이 해서 엄청난 분량의 보고서를 작성했다. 좋은 성적을 받기 위해 시험기간에는 새벽에 일어나서 공부를 했다. 엄청난 노력을 투자하면 성과가 어느 정도까지 나왔다. 최고는 아니어도 '열심히 하는 아이'라는 인상을 주었다.

예쁘지 않았지만 때론 관심을 보이는 남자 아이들도 있었다. 덕분에 중학생, 고등학생, 대학생일 때에 남자 친구가 있었다.

나에게 공부, 연애 등 어떤 것보다 어려웠던 것이 다이어트였다. 다이어트는 아무리 노력해도 성공할 수 없었다. 죽도록 해서 어느 정도 성과가 있다 싶었을 때, 조금이라도 방심하면 바로 원상 복귀됐다. 나에겐 '미나 패러독스(Mina paradox)'가 있었다. 열심히 노력해서 좋은 성적을 받고, 주변 사람들에게 칭찬을 듣고, 남자친구에게 사랑을 받았지만 자기 관리를 못하는 사람이었다. 패배의식에 젖어 있었다. 나를 제외한 모든 사람은 다 날씬해 보였다. 차라리 공부를 좀더 못하고 사랑을 받지 못해도 좋으니 많이 먹어도 살이 찌지 않는 날씬한 사람이 되었으면 좋겠다고 생각했다.

언제나 내 머릿속은 온통 다이어트로 가득 차 있었다. 무엇을 얼마나 먹어야 할지, 어떻게 하면 좀더 안 먹을 수 있을지, 칼로리를 소모시킬 방법이 무엇인지 늘 따지고 고민했다. 그런데 집중하면 할수록 다이어트는 멀어져 갔다.

체중에 집착할수록 체중이 줄어들지 않았고, 식단에 집착할수록 식욕이 늘어났다.

'요요현상' 키워드 검색
관련 글 5만 개 넘어

그리스 신화에 오르페우스란 신이 나온다. 그는 발현악기 리라의 명연주자로 노래하며 리라를 뜯으면 초목과 짐승들까지 감동했다고 한다. 오르페우스는 사랑하는 아내인 에우리디케가 뱀에 물려 죽자 저승까지 내려가 음악으로 저승의 신을 감동시킨다. 겨우 아내를 지상으로 데려가도 좋다는 허락을 받았는데 조건이 붙었다. 지상의 빛을 보기까지 절대로 에우리디케가 있는 뒤를 돌아보아서는 안 된다는 것이었다. 사랑하는 아내와 함께 할 수만 있다면 지키지 못할 약속이 아니었다.

그러나 그는 끝내 지상으로 나가는 출구를 얼마 남기지 않은 상태에서 뒤를 돌아보고 만다. 결국 에우리디케는 다시 지하 세계로 끌려 가버린다. 아마 오르페우스는 에우리디케의 손을 잡고 지상을 향해 가면서 머릿속으로 수없이 외쳤을 것이다. "뒤돌아보면 안 돼! 절대 뒤돌아보지 마!"라고. 나는 그러한 외침이 오히려 그를 뒤돌아보게 만든 것이라고 생각한다.

무엇인가에 집착하는 것의 위험함을 나는 다이어트를 통해 배웠다. 연예인이 시도해서 성공한 다이어트 방법, 아는 지인이 효과를 본 방법 등 유행하는 다이어트는 대부분 시도해 보았다. 돈이 없는 학생 시절에 무조건 굶고 움직이기부터 시작해서 수십만 원의 한약 다이어트, 수백만 원의 개인PT, 다이어트 업체를 통한 다이어트까지 종류를 손가락으로 다 셀 수 없을 정도고 들어간 돈을 생각하면 가슴이 아프다. (각 다이어트에 대한 이야기는 2장에서 언급하겠다.)

많은 다이어트를 하면서 그리고 매번 실패를 겪으면서 왜 누구는 성공하고 나는 못하는가에 대해 생각했다. 분명 동일한 방법으로 성공하는 사람이 있는가 하면 나처럼 중도에 포기하거나 겨우 살을 뺐다가도 다시 되돌아가는 사람이 있었다. 그것은 과도한 집착 때문이라고 생각한다.

무언가를 간절히 원할수록 더욱 멀어지는 것처럼 답답한 일이 있을까? 연인 사이에도 과도한 집착은 상대방을 질리게 만들고 부모의 자식에 대한 집착도 자식을 멀어지게 만들 수 있다. 나는 불면증에 시달렸을 때, 잠을 자야한다는 집착 때문에 오히려 한숨도 잘 수 없었다. 다이어트 역시 똑같았다. 오로지 다이어트만 생각했을 때 오히려 이뤄낼 수 없었다.

다이어트를 '목표'로 설정 말고 '습관'으로 만들어야 살 빠져

무언가에 집착을 하면 보상심리가 생긴다. 원하던 성적을 받으면 갖고 싶던 게임기를 사고, 정기 적금의 만기가 되면 명품을 구입한다. 목표를 달성한 후엔 부합되는 대가를 받고 싶다. 그러나 다이어트는 목표를 이루는 것보다 중요한 게 유지이다. 그러므로 다이어트에 대한 보상심리는 매우 위험하다. 목표했던 체중을 달성한 후 보상심리로 먹고 싶던 음식을 맘껏 먹으면 '요요현상'이

올 수 있기 때문이다.

요요현상의 주된 요인은 다이어트의 방법이나 결과에만 집착하기 때문이다.

집착을 하면 보상심리가 커진다.

결국 원하는 몸무게를 얻은 후 보상심리로 인해 그동안 눌러왔던 식욕이 폭발한다.

요요현상을 막으려면 어떻게 해야 할까? 다이어트를 할 때는 다이어트 자체를 목표로 하는 것보다 습관으로 만드는 시스템이 중요하다. 마인드만 바꿔도 다이어트에 대한 집착을 내려놓고 요요현상을 방지하는데 큰 도움이 된다.

나는 이것을 거의 20년 동안의 시행착오를 경험하고 나서야 깨달았다. 그리고 '요요현상' '미나 패러독스'가 없이 다이어트를 할 수 있는 방법도 터득했다. 그 과정에서 겪었던 일들, 감정들, 교훈들을 이제부터 쓴다.

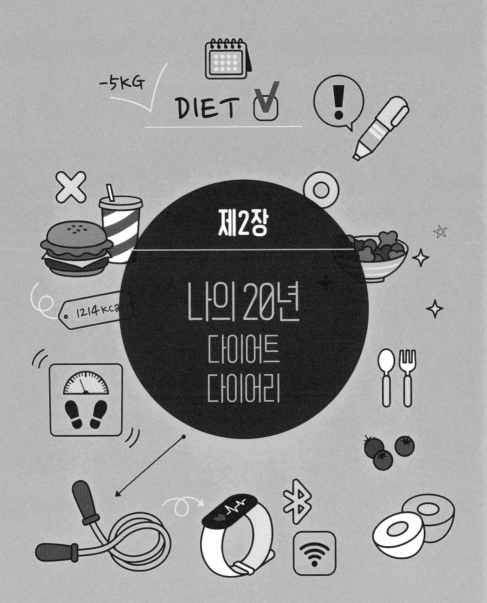

제2장

나의 20년
다이어트
다이어리

이유는 분명했다.
운동이 문제였다.
내가 하던 운동은 다이어트를 위한 운동이 아니었다.
무분별하고 과도한 운동이었다.
게다가 하루 종일 쫄쫄 굶다가 운동이 끝나면 폭식을 하는 것도 문제였다.

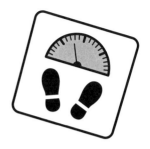

07
나는 다이어트 업계의 호구였다

'호구 : 어수룩하여 이용하기 좋은 사람을 비유적으로 이르는 말'

딱 보아도 긍정적인 의미를 가진 단어는 아니다. 그럼에도 나는 내가 호구라고 인정한다. 특히 다이어트에서는 철저하게 호구였다. 이런 나를 붙잡지 못하는 다이어트라면 실패했다고 봐도 무방하다. 유행하는 다이어트 중 나를 거쳐 가지 않은 게 거의 없다. 시대별로 유행하는 다이어트는 모두 해보았다.

첫 시작은 중학교 때 유행한 여자 연예인의 다이어트 비디오였다. 언니가 사온 이소라, 조혜련의 다이어트 비디오를 보며 열심히 따라했던 기억이 난다. 처음에는 좁은 거실에서 언니들과 함께 운동하는 것이 재밌고 언젠간 날씬해질 수 있다는 기대감에 설레기도 했다. 하지만 시간이 지날수록 두 비디오를 모두 따라하기가 힘들었고, 네 명이 모두 시간을 맞추기가 어려웠다. 그렇게 첫 다이어트 도전은 허무하게 끝나 버렸다.

과일 커피 '덴마크 다이어트' 당분 높아 내장지방만 늘어

수능을 본 후에는 단식원에 들어가려고 했다. 이미 몇 년 전부터 붐이던 단식원을 알아봤다. 3~7일 정도만 다녀왔는데도 살이 빠졌다는 후기들을 부러운 마음으로 읽곤 했다. 하지만 돈이 없었다. 그래서 우리 집을 단식원으로 만들기로 했다. 독한 마음을 먹고 거의 굶다시피 하며 단식원에서 사는 것처럼 생활했다. 단식원은 7일 코스 등으로 프로그램이 짜여 있는 반면, 나는 마음먹은 만큼 굶을 수 있으니 어떻게 생각해 보면 단식원에 가는 것보다 더 이익이었다. 하지만 앞에서도 말했듯이 굶는 다이어트가 가져다 준 많은 부작용으로 오랫동안 힘들었다.

'덴마크 다이어트'도 시도했다. 덴마크 다이어트는 2주 동안 정해진 식단으로 하루 700~900kcal 정도만을 섭취한다. 식단은 주로 삶은 달걀, 식빵, 자몽, 블랙커피, 샐러드 등으로 짜여 있다. 당시 자몽이나 블랙커피는 나에게는 무척 생소한 음식이었다. 게다가 많은 과일 중에서도 자몽을 먹어야 하고 굳이 블랙커피를 마셔야 하는 이유를 전혀 알지 못했다. 그래서 자몽 말고 집에 있는 과일, 블랙커피 대신에 믹스커피나 다른 음료를 선택했다. 나름 자몽과 비슷하게 생긴 오렌지나 귤 따위의 과일을 먹으려 노력했고, 심장이 두근거려도 참으면서 믹스커피를 꼭 챙겨 마셨다.

결과는 뻔했다. 오히려 영양섭취는 제대로 되지 않았고, 당분이 높은 과일과 믹스커피를 섭취해서 내장지방만 늘어났다. 그때는 누구에게 물어볼 생각도 못했다. 혼자서만 몰래 다이어트를 했기 때문에 아무에게도 조언을 들을 수 없었다. 그래서 내가 잘하는 건지, 이렇게 해도 되는지 전혀 모른 채 무식하게 이것저것 시도했다. 대학생이 되자 아르바이트로 돈을 벌 수 있었다. 드디어 자유롭게 돈을 쓸 수 있게 됐다. 당연히 수입의 대부분은 다이어트 비용으로 지출됐다. 먼저 헬스장에 등록했다. 무조건 러닝머신 위에서 걷거나 뛰었다. 어떻게 운동을 해야 하는지 몰랐기 때문이다.

지금과 달리 그때는 아무도 운동기구 사용법을 알려주지 않았다. 근력운동법도 몰랐다. 덤벨 혹은 아령으로 운동하는 것은 날씬한 여자나 훌륭한 몸매를 가진 남자에게나 해당된다고 생각했다. 매번 근력운동은 하지 않은 채 걷거나 뛰는 유산소 운동만 반복하니 지루했고 무릎이나 발목에 무리가 오는 게 느껴졌다. 스트레칭도 안 했으니 운동 후에는 오히려 종아리가 붓고 다리가 굵어지는 것 같았다. 돈을 투자했던 다이어트 역시 실패로 돌아가고 말았다.

디톡스 음료 도전
속쓰림과 위통 일으켜

디톡스 다이어트도 빠뜨릴 수 없다. 몸의 독소를 빼준다는 디톡스 음료에도 도전했다. 그중에서도 레몬 디톡스를 택했다. 3일 동안 레몬 물만 마시는 아주 간단한 방법이었다. 굶는 것도 했는데 레몬 물 마시는 게 뭐가 어려울까 싶어 냉큼 도전했다. 3일 버티기는 아무 것도 아니라고 생각했는데 레몬 물과 함께하는 3일은 30일, 300일처럼 느껴졌다.

이미 오랜 시간 동안 물 먹는 것까지 제한했던 나였기에 레몬 물을 먹는 즉시 몸에서 흡수하는 기분이었다. 탈수 상태나 다름없던 몸은 공급되는 물을 한껏 빨아들였고 손발부터 붓기 시작하더니 얼굴까지 빵빵해지는 게 느껴졌다. 비어있던 위장에 공급되는 레몬 물은 속 쓰림과 위통을 일으켰다. 결국 제대로 끝맺음을 할 수 없었다.

첫 디톡스의 경험이 끔찍했는데도 미련은 버릴 수 없었다. 상식적으로 생각했을 때, 몸의 독소를 빼 준다는 것이 매력적이었다. 그래서 그 후에도 해독주스, 마녀수프 등 디톡스를 위한 시도는 계속되었다.

자세한 내용은 3장에서 다루겠지만 디톡스에 대한 갈망은 빛을 본다. 디톡스 관련 공부를 해서 자격증까지 취득한 후에야 나에게 맞는 방법을 찾았다.

다이어트 호구 짓은 약대 졸업 후 취업한지 3년쯤 됐을 때 절정에 이르렀다. 나는 대학생일 때 40kg도 안 되는 저체중을 유지했다. 그러다가 사회생활을 시작하면서 야금야금 살이 붙기 시작했다. 365일 진행되는 다이어트에도 불구하고 언젠가부터 대학생 때 입은 옷들이 맞지 않았다.

예전에는 살이 찌면 독하게 굶어서 다시 뺄 수 있었다. 그러나 일하는 동안 굶는 것은 불가능했다. 가끔씩 있는 회식자리를 매번 빠질 수도 없었다. 이런 상황이 되자 예전 뚱뚱했던 시절의 기억들이 불쑥불쑥 튀어나와 나를 힘들게 했다. 나를 놀렸던 별명을 다시 들을 것만 같았고 사람들이 나의 모습을 보고 뒤에서 수군거리는 것 같았다.

그러던 어느 날, 공중화장실에 대문짝만하게 붙은 포스터가 시선을 끌었다. 유명 여자 연예인의 다이어트 전·후 사진이었다. 이 연예인이 이렇게 예뻤던가? 이렇게 한순간 날씬해지는 것이 가능한 건가? 놀라웠다.

그리고 다이어트 센터가 전에 근무하던 곳 가까이 있었던 것이 떠올랐다. 어떻게 하면 저렇게 빠질 수 있는 건지, 업체에서 관리해 준다면 나도 할 수 있지 않을까 자신감이 생겼다. 필요한 비용, 시간, 방법 중 어느 하나 알지 못한 상태에서 상담이라도 받아 보자는 생각으로 그곳을 찾았다.

상담사는 실장이라는 직함이 적힌 명함을 건네며 본인의 이야기를 시작했다. 본인도 이 업체의 다이어트 프로그램으로 10kg이 넘는 몸무게를 감량한 후 유지하고 있다고 말했다. 또 직접 효과를 체험한 후 믿음이 가서 원래 하던 일을 그만두고 취직해서 지금의 위치까지 올랐다고 말했다.

공중화장실에 붙은 포스터 속 연예인의 모습보다 내 눈앞에서 펼쳐지는 실장의 모습과 말이 나를 더 사로잡았다. 다이어트에 성공해서 인생이 달라진 산 증인이 자신의 이야기를 해주고 있지 않은가? 게다가 실장이 나를 직접 관리해준다고 했다. 그럼 나도 할 수 있지 않을까? 심지어 방법도 매우 간단했다.

지금까지 쫄쫄 굶고 엄청나게 움직이고 생명유지를 위한 소량의 음식만 섭취하는 것이 유일한 다이어트 방법이라고 생각했다. 그런데 실장은 그럴 필요 없다고 했다. 하루 세 끼 모두 챙겨먹고 1주일에 3번 센터를 방문해 관리 받으면 된다고 말했다. 기대감에 나는 이미 10kg이 넘게 빠져 날씬해진 모습을 상상하고 있었다. 머지않아 오게 될 나의 밝은 미래를 꿈꾸고 있었다.

4주 300만 원 관리만 받으면 쏙?
어림없는 소리! 본인노력 필수

문제는 가격이었다. 당시 4주 관리 프로그램의 가격이 300만 원이 넘었던 것으로 기억한다. 하지만 8주, 12주로 기간이 길어질수록 가격이 저렴해졌다. 그렇게 큰돈을 한 번도 써본 적이 없어 고민했다. 나의 걱정을 잘 파악한 실장은 상담 당일에 신청을 하면 할인율이 더 높아지고, 지갑 사정을 고려해서 몇 회에 나눠 납부해도 가능하다고 말했다. 본인이 잘 관리해주겠다며 당신도 할 수 있다고 희망과 용기까지 주었다.

당시 나에게 제대로 된 다이어트 방법을 알려주는 사람은 없었다. 아무도 왜 내가 다이어트를 하려고 하는지, 내가 살 때문에 어떤 상처를 받았는지 물어보지 않았다. 하지만 실장에게 살에 대한 나의 아픈 기억들, 낮아진 자존감, 다이어트를 성공하고 싶은 간절함 등을 처음으로 털어놓은 사람이었고 진심으로 이해해 주었다. 그리고 나와 같은 아픔을 경험했고 이겨낸 사람이었다. 믿고 의지해도 되겠다는 신뢰가 생겼다. 결국 상담만 해보자는 마음으로 방문한 곳에서 생애 처음으로 큰돈을 지출하였다.

일주일에 세 번, 퇴근 후에 택시를 타고 센터로 향했다. 센터에

도착하면 제공되는 탑과 짧은 반바지로 갈아입는다. 눈바디(눈과 체성분 분석기 브랜드 '인바디'의 합성어로 체중계상 몸무게보다 거울에 비친 자신의 몸의 변화를 체크함) 사진을 찍고 몸무게를 잰다. 그 후 관리실로 가면 특수 제조된 젤을 온몸에 바른다. 젤은 혈액순환을 도와 관리를 받는 동안 몸에서 열이 생겨 독소를 배출하도록 작용한다. 젤을 바른 후 한 사람이 들어갈 정도 크기의 통 안에 누우면 온몸에 땀이 쫙 나는 게 느껴진다.

몸 관리를 하는 동안, 정신 관리도 함께 들어간다. 나를 담당한 실장이 옆에서 다이어트에 대한 이야기를 해 준다. 그동안 잘못 알고 있던 상식들, 도움이 되는 식이요법, 운동방법 등을 설명해 준다. 관리만 꾸준히 받으면 되는 건 줄 알았는데 생각보다 지켜야 할 것이 많았다.

나는 성공했을까? 안타깝지만 결말은 해피엔딩이 아니다. 생애 처음으로 고액을 들여 시도한 공식 다이어트는 실패였다. 물론 2~3kg 정도의 체중 감량은 있었다. 하지만 매번 택시로 오가며 투자한 시간과 돈에 비하면 결과는 미미했다. 물론 실패의 원인은 나에게 있다. 실장의 말을 모두 따랐다면 10kg 이상 감량했을 수도 있다.

하지만 너무 쉽게 생각했다. 아무것도 하지 않고 관리만 받고 돈만 지불하면 몸무게가 감량될 거라고 생각했다. 하지만 생활의 모든 부분, 기상시간, 밥 먹는 시간, 물 마시는 시간과 양, 활동량,

운동량 모든 것을 바꾼다는 마음가짐이 필요했고 피나는 노력이 있어야만 했다. 그저 따뜻한 위로와 격려를 받기 위해 수백만 원을 지급한 것에 불과했다.

생채식 핫요가 등 효과 없어 나는 다이어트 업계의 호구

사람은 망각의 동물이기에 그 뒤에도 나의 다이어트 호구 짓은 끝나지 않았다. 한약 다이어트가 한창 유행할 때였다. 다이어트로 유명한 한의원에서 진료가 필요 없는 한약을 판매했다. 지금 생각해 보면 체질과 상황에 따라 먹어야 할 약재 종류가 달라 진료를 받지 않은 채 약을 처방한다는 것은 말이 되지 않는다. 그런데 당시에는 유명한 곳의 한약을 먹어볼 수 있다는 말에 덜컥 주문을 했다. 그렇게 먹은 한약을 나는 사흘 만에 버릴 수밖에 없었다. 구역, 구토, 심장 두근거림 등의 증상이 너무 심하게 나타났기 때문이다.

SNS(소셜 네트워크 서비스)에서 다이어트로 유명한 분에게 돈을 지급하고 다이어트 코칭을 받은 적도 있다. 그분이 올리는 글을 통해 먹고 입고 가는 곳 등을 보면서 자극도 받고 그분을 동경하기도 했다. 그런 분과 개인적으로 연락을 하며 이야기를 할 수 있다니, 마치 연예인과 연락하는 기분이었다. 하지만 그것이 전부였다. 멋진 사람과 연락하고 지낸다고 해서 내가 멋진 사람이 되는 것은 아니었다.

이외에도 경험한 다이어트는 많다. 개인PT부터 시작해서 저탄고지 다이어트, 생채식 다이어트, 과일식 다이어트, 핫 요가, 스피닝, 폴 댄스, 마라톤, 다이어트 그룹 참여 등 그때그때 유행한 다이어트, 이슈가 된 다이어트, 지인이 효과 본 다이어트들까지 늘 실패하면서도 언제 그랬냐는 듯 새로운 마음으로 도전했다. 모든 것이 내가 다이어트 업계의 호구였다는 것을 증명해 준다.

지금 이 글을 쓰는 나는 아직도 호구일까? 아니다. 더이상 호구가 아니다. 오히려 다이어트에 대해 경험하고 공부하여 다이어트 전문가라고 할 정도가 되었다. 호구에서 전문가로 바뀌어 가는 이야기가 듣고 싶다면 이 책을 끝까지 읽어보길 바란다.

HOT POINT
다이어트 중 호구 되지 않는 방법_하나

▶ 대부분의 다이어트 업체들은 상담 당일 결제를 하면 할인을 해준다. 할인이라는 말에 많은 돈을 결제해버린 후 후회하는 경우가 생긴다. 그러니 단호해지자. 조금이라도 고민되는 부분이 있다면, 할인을 포기하고 더 신중해지자.

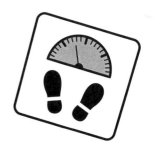

08
거식증과 폭식증을 오가다

최근 약 450만 명의 구독자를 보유한 여자 유튜버가 화제다. 이 유튜버의 콘텐츠는 먹방 즉, 먹는 방송이다. 예쁜 얼굴, 날씬한 몸매를 지닌 이 유튜버는 성인 여자가 한 번에 먹기엔 매우 많아 보이는 양의 음식을 즐겁게 먹는다. 그것도 굉장히 맛있고 깔끔하고 우아하게 먹는다. 꽤 오랫동안 먹방 유튜버로 활동했어도 여전히 날씬하다. 나를 비롯한 많은 사람은 저렇게 많은 양을 먹는 것도 신기한데 살이 찌지 않으니 부러움 반, 신기함 반으로 영상을 시청한다.

그런데 최근 이 유튜버가 '먹뱉'(먹었다가 뱉는) 논란에 휩싸였다. 많은 양의 음식을 모두 먹는 줄 알았는데 사실 먹는 척만 하고 뱉었다는 주장이 제기됐다.

사람들은 영상의 편집장면을 찾아내고 수백만 명의 구독자를 모욕했다며 흥분했다.

나는 이러한 논란을 보며 두 가지 사실에 크게 놀랐다.

첫째, 먼저 나처럼 먹방을 즐겨보는 사람이 많은 게 신기했다. 영상을 보면 말 그대로 먹기만 한다. 식탁 위 가득히 여러 가지 종류의 음식이 있고, 유튜버는 음식들을 차례차례 끝까지 먹는다. 음식에 대한 설명이라든지 맛에 관한 평가는 전혀 없다. 말 한마디 없이 그냥 씨익 웃으며 먹기만 한다. 음식의 맛이 궁금해서가 아니라 그냥 먹는 행위를 보는 것 자체를 즐기는 사람이 많다. 나는 맘껏 먹지 못하니 그렇게 먹는 모습을 보면서 만족을 느낀다.

굶은 위장에 우유 한 잔 삼가야
폭식 욕구 댕기는 도화선 작용

둘째, 모든 걸 실제로 먹지 않은 것이 분노 할 일인가 싶었다. 물론 '먹방'으로 구독자를 모으고 수입을 얻었기 때문에 문제가 된다. 거짓 방송은 잘못이고 '먹뱉'이 사실이라면 그에 합당한 사과를 해야 하는 것도 맞다. 그런데 사람들이 보이는 분노는 마치 효과 없는 약을 명약이라 말하는 사기꾼에게 행하는 것과 같았다. 그러고 보면 다들 나처럼 대리만족 한 게 아닌가 싶다. 먹고 싶은 만큼, 배가 터질 만큼 먹는 것을 보며 대리만족하고 그렇게 먹어도 살이 찌지 않는 것에 부러운 마음을 가졌기 때문에 더 배신감을 느꼈다.

'먹뱉'이라는 단어는 나에게 아주 오래 전부터 익숙한 단어였다. 식이장애 커뮤니티를 통해 '먹토'(먹고 토하는), '먹뱉'(먹고 뱉는), '씹뱉'(씹고 뱉는) 등의 단어를 많이 보았고 실행했기 때문이다. 그렇다. 나는 식이장애를 앓았다. 고등학교 졸업 이후 거식증을 앓다가 어느 순간부터 폭식증이 찾아왔다. 그 후에는 거식증과 폭식증이 반복되었다.

다행히 먹고 토하거나 먹다가 뱉는 단계까지 가진 않았다. 폭식 후 토하기 위해 입안으로 손가락을 넣고 얼굴이 빨개질 때까지 꽥꽥거리며 목젖을 자극해 본 적은 많다. 눈물, 콧물 다 나오는데 정작 먹은 것은 나오지 않아 억울했고 이제 이것들이 다 살이 될 거란 생각에 무서웠다.

그때는 바보 같은 생각이지만 '먹토'가 가능한 사람이 부러웠다. 맘껏 먹고 토하면 속이 시원할 것만 같았다. 아직 먹은 양이 많지 않아서 구토할 수 없는 건가 싶어서 더 많은 양을 먹었고 인터넷에서 '토하기 쉬운 음식'을 검색도 했다.

거식증은 다이어트에 대한 상식과 정보도 전혀 없던 시절, 무작정 굶어서 살이 빠진 후에 찾아왔다. 아침마다 체중계에 올라가 몸무게를 확인하였다. 몸무게에 따라 그날의 컨디션이 결정되었다. 몸무게가 줄어든 날은 밥을 먹지 않아도 배가 고프지 않았고 몸이 날아갈 듯 가벼웠다.

하지만 몸무게가 늘어난 날은 수십 번 체중계에 올라가 몸무게를 다시 확인하며 하루 종일 우울했다. 그 일이 반복되면서 불면증이 찾아왔다.

불면증이 오자 우울한 하루가 더 길어졌다. 밤새 침대에 누워 멍하니 천장만 바라보는 일도 잦았다. '지금 자지 않으면 내일 더 피곤할 텐데 왜 나는 잠도 내 맘대로 못 드는 거지? 벌써 4시네, 오늘도 푹 자긴 틀렸다.' 온갖 부정적인 생각으로 가득 찬 밤을 보내는 게 고통스러웠다.

결국 불면증으로 병원에서 수면제까지 처방받았다. 하지만 수면제를 먹은 뒤 무서운 부작용을 경험한 뒤로 처방받은 수면제도 먹을 수 없었다.

대신 인터넷으로 불면증 치유에 도움이 되는 것을 찾아보았다. 따뜻한 우유를 마시면 도움이 된다고 나와 있었다. 당시 나에게 자기 전에 무언가를 먹는다는 것은 다음날 아침 몸무게가 달라진다는 의미였다. 그래서 따뜻한 우유 한 잔을 마신다는 건 큰 도전이었다. '어떻게 하지? 마시면 몸무게가 늘고, 안마시면 수면제에 또 의지해야 하는데…' 고심 끝에 자기 전에 우유 한 잔을 마셔보기로 했다.

비어있던 위장에 들어간 우유 한 잔은 그동안 겨우 막아두었던 폭식 욕구를 폭발시켰다. 음식물이 들어가는 순간 정체되었던 위장 운동이 활발해지면서 식욕이 돌았다. 무언가를 먹지 않으면 안 될 것 같은 기분이 들었다. 먹을 수 있는 것은 다 먹었다. 이상하게 먹을수록 더 먹고 싶어졌고 '오늘은 이미 망했다'는 생각에 죄책감도 느껴지지 않았다. 그런데 놀라운 일이 벌어졌다. 아주 오랜만에 푹 잠을 잤다.

거식증과 폭식증의 합병 질환
공황장애, 우울증, 불안 등 초래

이것이 폭식의 시작이었다. 잠을 잘 수 있다는 핑계를 삼아 자기 전이나 새벽에 깨면 폭식을 했다. 처음에는 폭식이 잠이 안 올 때 어쩌다 한 번씩 있었는데 시간이 지나면서 횟수가 늘어났다. 반복되는 폭식으로 몸무게가 증가했다.

어느 정도 수준으로 몸무게가 늘어나면 필사적으로 몸무게를 돌려놓아야 했다. 먹은 만큼 소비하려면 계속 움직이는 수밖에 없다. 하루에 몇 시간씩 걷고 집에서는 실내 자전거를 탔다. 대학

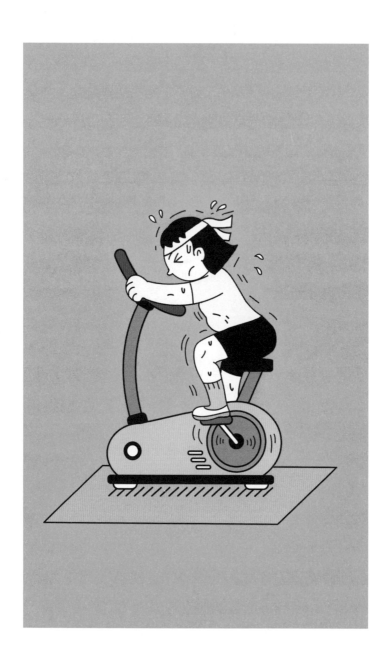

교 시험기간에는 책을 펼쳐 놓고 실내 자전거를 탔다. 심지어 음식을 먹는 중에도 실내 자전거에서 내려오지 않았다.

이렇게 해서도 안 빠지는 몸무게는 변비약의 힘을 빌리기도 했다. 먹고 싶지만 살이 찌는 게 싫은 나의 필사적인 몸부림이었다.

폭식을 통한 수면도 오래 지속되지 못했다. 잘해봐야 4~5시간 정도 잠잘 수 있었다. 게다가 그렇게 자고 일어나면 하루 종일 운동하느라 땀 흘리며 체력을 소모했다. 늘 굶주렸고 늘 피곤했고 늘 힘들었다. 하지만 무엇보다 나를 괴롭힌 것은 정신적인 우울이었다.

거식증과 폭식증의 대표적인 합병질환은 공황장애, 우울증, 불안장애 등이다. 나도 내가 거식증, 폭식증이란 걸 인식하면서 친구들을 만나는 것도 꺼리게 되었다. 스스로 문제가 있다는 것을 깨닫고 나니 다른 사람에게 나의 이런 모습을 보여주는 게 너무 싫었기 때문이다. 내가 게걸스럽게 먹는 모습을 본다면 누구라도 나를 극도로 혐오할 것 같았다. 철저히 혼자 있을 때와 밖에 있을 때의 모습을 분리했다. 외식을 할 때면 속이 안 좋다, 배가 고프지 않다, 음식이 맛이 없다는 이유로 소량의 음식을 섭취했다. 남자친구와 데이트를 할 때면 2인분을 시켜서 나는 먹지 않고 남자친구 혼자 먹는 경우도 많았다.

그러다가 집에 돌아오면 참았던 식욕이 터져 몇 시간 동안 먹기만 했다. 거식증과 폭식증 후에 찾아오는 자괴감 때문에 우울해지다가도 학교를 가거나 친구를 만날 때면 아무렇지 않은 척 연기했다. 집에 오면 다시 밀려오는 우울 때문에 힘들었다.

다행히 지금은 식이장애를 극복하고 다른 삶을 살고 있다. 어떻게 식이장애를 극복할 수 있었는지 3장에서 자세히 다루겠다.

먹는 스트레스 식이장애 이겨내고 완치할 수 있어

언젠가부터 '먹방'이 유행하기 시작했다. 영화배우 하정우는 영화〈범죄와의 전쟁〉에서 크림빵을 우걱우걱 먹는 모습과 중국음식을 야무지게 먹는 모습이 이슈가 되어 '먹방의 신' '먹방계의 전설' 등으로 불린다. 먹방이 일상화되어 오락, 정보, 교양 프로그램뿐만 아니라 영화나 드라마에서도 식욕을 자극하는 장면이 흔하게 방영된다. 개인 방송을 하는 사람들도 콘텐츠를 먹방을 주제로 하는 경우가 많다.

앞에서 언급한 것처럼 나도 먹방을 자주 보는 시청자다. 하지만 조금 우려는 있다.

많은 양의 음식을 짧은 시간 동안 먹는 모습을 반복적으로 보면 그것을 당연하게 여길 수 있기 때문이다. 맘껏 먹고 싶은 마음과 살이 찌고 싶지 않은 마음 두 가지가 충돌될 때 거식증, 폭식증과 같은 식이장애가 나타날 수 있다. 또 누구는 맘껏 먹는데 왜 나는 못하는가에 대해 절망감을 느낀다. 점차 감정적인 스트레스가 쌓여 식이장애를 일으킬 수 있다.

식이장애는 결코 텔레비전 속 유명 연예인이나 소설 속 비련의 주인공 이야기가 아니다. 가까운 주위 사람과 나에게도 일어날 수 있다. 그러나 이겨낼 수 있다. 아주 어렸을 때부터 콤플렉스로 똘똘 뭉쳐 있었고, 모든 일에 어리숙했던 나도 결국은 이겨냈다. 나의 이야기를 읽으며 공감하고 웃고 울다 보면 불치병이라고만 생각했던 식이장애를 극복할 수 있다는 용기가 생긴다.

HOT POINT
거식증의 증상

▶ 평균 체중이거나 그보다 낮은 체중을 가졌음에도 더 살을 빼야 한다는 생각이 든다면 거식증을 의심해 봐야 한다. 본인의 의지로 음식 섭취를 억제하고, 어쩌다 폭식한 날에는 본인을 자책하며 일부러 구토하거나 설사약, 이뇨제 등을 복용하는 것도 거식증의 초기 증상이다. 신체적으로 나타나는 증상으로는 체중감소, 현기증, 탈모, 피로감, 저혈압, 무력감, 수면장애, 생리불규칙, 손톱약화, 변비, 저체온증, 구취 등이 있다.

09
죽도록 다이어트하다가 불임을 선고받다

国민건강보험공단이 공개한 '최근 5년간 연령별 난임, 불임 진료 현황' 자료에 따르면 난임 및 불임 진단받은 사람이 2016년 22만300명으로 2012년 19만1927명에 비해 14.8%가 증가했다. 최근에는 결혼 연령이 높아지면서 자연스럽게 출산 연령도 늦어져 난임, 불임이 늘고 있다.

난임과 불임은 정확하게 무엇일까? 난임은 임신이 가능한 상태이지만 특별한 이유 없이 임신이 되지 않거나 다른 원인 때문에 일시적으로 임신이 어려운 경우를 말한다. 이와 달리 불임은 임신이 되지 않는 명확한 이유가 있어서 임신이 완전히 불가능한 상태를 말한다. 최근에는 부정적인 요소가 적은 난임이라는 용어를 많이 사용하는 추세이지만 둘은 분명한 차이가 있다. 즉, 임신 가능 여부에 따라 난임과 불임은 구분이 필요하다.

내 나이 21살, 아직 미래에 대해 어떤 것도 정해지지 않았고 무엇도 할 수 있는 어린 나이에 나는 불임을 선고 받았다.

몸에 이상이 생겼다는 걸 20세 때 알았다. 수능을 망치고 원서를 넣은 모든 대학에서 불합격을 통보받았다. 그 전까지 뚱뚱하고 예쁘지도 않은 외모 콤플렉스로 가득 찼던 내가 잘하는 것은 공부뿐이었다. 그런 나를 성적마저 배신했다. 주위 가족, 친척, 학교 선생님 모두를 실망시킨 나에게 선택권은 없었다. 광주에서 가장 큰 재수학원에 등록하고 다시 공부를 시작했다. 이젠 뚱뚱하고 예쁘지도 않고 공부를 잘하지도 않았다. 어느 하나 잘난 것 없는 재수생이었다. 아침에 눈 뜨고 자기 전까지 공부했다. 재수학원에서는 쉬는 시간에 화장실 가는 시간조차 아까웠다. 이제 운동량이 적어졌으니 식사량도 줄여야 했다. 급식으로 제공되는 밥 외에는 먹는 것을 제한했다.

그러던 어느 날 생리를 한 게 언제가 마지막이었는지 생각이 나지 않았다. 고등학교 3학년 때였을까? 졸업 후에 한 번이라도 생리를 했던가? 1년 정도 생리가 끊긴 것 같았다.

동네의 한 산부인과에 가서 상황을 이야기했더니 스트레스를 받는 경우 그럴 수 있다고 했다. 특히 수험생은 종종 있을 수 있는 일이라며 주사를 처방해 줄 테니 그 후에도 생리가 없으면 다시 오라고 했다.

하지만 주사를 맞고 병원에서 말한 5일이 지나도 생리는 없었다. 결국 다시 병원을 찾았고 호르몬 검사를 받았다. 결과를 본 의사선생님은 소견서를 써 줄 테니 전남대학교병원에 가보라고 했다.

난임은 임신이 어려운 것
불임은 임신이 완전 불가능

전남대학교병원에서 나를 진료한 교수님은 나이가 지긋하시고 인상이 좋으신 분이었다. 교수님은 내 상태에 대한 어떤 설명도 병명도 말씀해 주시지 않았다. 그저 걱정으로 덜덜 떠는 나와 엄마의 손을 잡아주시며 걱정 말라고 하셨다. 지금은 아무 걱정 말고 나중에 결혼해서 임신을 하고 싶을 때, 본인을 찾아오라고 하셨다. 나 역시 아무 것도 묻지 않았다. 단지 괜찮다는 말에 안심했을 뿐 정확한 나의 상태에 대해 궁금하지 않았다. 어쩌면 알고 싶지 않은 것일지도 모른다.

그렇게 20세의 산부인과 방문은 끝이 났다. 그 후 대학교에 입

학했고, 꿈에 그리던 캠퍼스 생활이 시작되었다. 더이상 수험생 스트레스는 존재하지 않았지만 여전히 생리를 하지 않았다. 하지만 불안해질 때마다 교수님이 하신 걱정하지 말라던 그 말을 떠올리곤 했다. 당시에도 나의 무분별한 다이어트는 계속 됐다.

대학생이 된 후 몸무게는 점점 더 줄었다. 어느 순간 '이건 아니다'란 생각이 들었다. 더이상 걱정하지 말라던 교수님의 말도 위로가 되지 않았다. 결국 엄마가 다니던 산부인과에서 진료를 받았다. 엄마 나이 또래 의사선생님은 검사결과를 보고 차갑게 말씀하셨다.

"결혼 할 거예요? 남자친구 있어요?"

"네?"

"결혼 할 거냐고요. 남자친구 있으면 빨리 결혼해요. 아이 갖기 힘들어요. 정상적인 방법으로는 안 되고요. 그나마 난소 기능이 조금이라도 살아있을 때 시도해야 확률이 높아요."

진단명은 '뇌하수체 기능 저하증'이었다. 대뇌의 중앙에 뇌하수체라는 작은 기관이 존재하는데 그곳에서는 몸의 여러 기능을 관장하는 각종 호르몬을 만든다. 이 뇌하수체가 어떤 원인으로 손상을 받아 뇌하수체에서 분비되는 여러 호르몬(성장 호르몬, 성선 자극 호르몬, 갑상선 자극 호르몬, 부신 피질 자극 호르몬, 항 이뇨 호르몬, 유즙 분비 호르몬) 중 하나 이상이 부족한 질병이 뇌하수체 기능 저하증이다. 나는 뇌하수체에서 분비되는 호르몬 중 성기능을 담당하는 성선 자극 호르몬이 부족해서 생리가 끊겼다.

"제가 최근에 살이 많이 빠졌는데, 혹시 관련 있을까요? 살이 다시 찌면 괜찮아질까요?"

심한 다이어트는 무월경 초래
몸에 이상 있다는 적신호

정말 확인하고 싶지 않은 질문을 던졌다. 혹시라도 살이 빠졌기 때문에 생긴 거라면, 다시 살이 쪄야하는 거라면, 다시 뚱뚱해져야만 한다면… 상상하기도 싫었다.

"아니요. 살이랑 관계없어요. 살쪄도 소용없어요. 이건."

의사선생님은 단호했다. 이유를 찾기도 힘들지만 어떤 노력도 소용없을 거란 말이었다. 말도 안 되지만, 그땐 어떤 노력을 해도 좋아지기 어렵다는 이야기가 나를 안심시켰다. 즉, 그 말이 무작정 굶는 다이어트를 계속 해도 된다는 말로 들렸기 때문이었다. 평생 엄마가 되지 못할 수도 있다는 청천벽력 같은 이야기를 듣고도 내 머릿속은 온통 다이어트뿐이었다. 정상적인 사고가 불가능한 상태였다.

그 이후로 2~3개월에 한 번씩 산부인과를 방문했다. 난소기능을 유지하기 위해 매일 호르몬제를 복용해야 했기 때문이다. 산부인과를 방문할 때마다 나는 이제 임신이 불가능한 몸이라는 것을 되뇌었고 매우 끔찍한 경험이었다.

"혹시 언니나 여동생, 자매가 있어요?"

"네, 언니가 3명 있어요."

"아 잘되었네, 만약 임신하고 싶다면 언니의 난자를 공여 받는 방법도 있어요. 불법이지만… 언니가 동의만 한다면… 그래도 가족에게 공여 받는 게 낫지 않겠어요? 이것도 언니가 조금이라도 젊었을 때 하는 게 좋고요."

"선생님, 그럼 저는 시험관 아기 시술을 받아야 하나요?"

"그냥 일반적인 시험관 시술로는 힘들어요. 호르몬 펌프를 배 안에 심어야 할 거예요. 여기는 기술이 아직 부족하고 서울이나 대구 쪽 큰 병원으로 가봐야죠."

아이러니하게도 의사선생님에게 절망적인 이야기를 들을 때마다 나의 다이어트에 대한 집착은 점점 더 심해졌다. 어차피 임신할 수 없는 몸이라는 생각에 내 몸을 더 함부로 대했다. 보통 다이어트를 심하게 하면 무월경 증상이 나타나는데 일반적으로 이를 몸의 적신호로 인지하는 경우가 많다. 하지만 나는 어떠한 희망도 없으니 다이어트를 그만둬야 할 이유가 전혀 없었다.

그때 대학교 1학년 때부터 만나던 남자친구가 있었는데 인생의 목표가 좋은 아빠가 되는 것이라고 습관처럼 말했다. 만난 지 얼마 되지 않아 부모님께 나를 소개했고, 그 친구의 부모님 역시 나를 딸처럼 아끼고 예뻐해 주셨다. 빨리 가정을 꾸려서 좋은 아빠가 되고 싶다는 그 친구에게 차마 나의 비밀을 이야기할 수 없었다. 나는 엄마가 될 수 없는 몸이고 너의 꿈을 이뤄줄 수 없다고 말할 수 없었다.

남자친구뿐 아니라 아무에게도 이 비밀을 말하지 않았다. 말할 수 없는 비밀을 가진 나에게 진정한 친구가 생기기 어려웠다. 주변 사람들에게 나는 늘 마음을 열지 않는 아이, 다가가기 어려운 아이였다. 대학생활은 외롭고 고독했다.

불임 판정 딛고 10년 넘어 결혼하고 자연임신 성공

그 후 10년이 넘는 시간이 흘렀다. 그동안 많은 우여곡절을 겪었다. 불임 판정을 받았던 나는 결혼했고 이 글을 쓰고 있는 지금 임신한 상태이다. 시험관 시술이나 난자 공여가 아닌 자연임신에 성공했다. 예전을 생각하면 기적과 같은 일이다.

처음 임신 사실을 알았을 때, 여러 가지 감정에 휩싸였다. 당연히 기뻤다. 평생 받을 복을 한 번에 받은 느낌이었다. 하지만 한편으로는 만약 이렇게 자연 임신이 가능하다는 걸 조금이라도 일찍 알았다면 나의 과거가 달라지지 않았을까 아쉬움이 들었다.

남몰래 숨어서 약을 먹었던 기억, 친구와 약속이라며 거짓말하고 산부인과 진료를 받던 기억, 결혼하지 않겠다는 마음에 없는 말을 내뱉었던 기억 등이 주마등처럼 스쳐 지나갔다. 화가 나기도 했다. 무엇으로 과거를 보상받을 수 있을 텐가. 나에게 불임을 선고했던 산부인과 의사선생님을 찾아보려고 했다. 나 임신했다며 보여주고 싶고 따져보고 싶었다. 하지만 그때 그 병원은 이미 없어졌고 그 의사선생님은 찾을 수 없었다. 혹시 나중에라도 의사선생님을 찾으면 뭐라고 할까? 내 젊은 시절을 돌려달라고 소리칠 수 있을까? 소리친다고 달라질 게 있을까?

HOT POINT

다이어트 중 꼭 병원에 가봐야 하는 경우

▶ 어깨나 무릎 등의 통증이 지속되거나 심하다면 병원에 방문해 봐야 한다.

▶ 여성의 경우 과도한 운동과 절식으로 인해 생리가 중단되기도 한다. 만약 두 달 이상 생리를 하지 않았다면 반드시 병원에 가야 한다.

▶ 식이장애(거식증, 폭식증 등) 증상이 있고 자기 제어가 잘되지 않는다면 전문가의 도움을 받는다.

10
나의 별명은 '헬스장의 NPC'

(!) "회원님, 우리 센터에서 회원님 별명이 뭔지 아세요?"

"별명이요? 저한테 그런 것도 있어요?"

"네! NPC에요!!"

"그게 뭐에요?"

"아, 게임용어인데 게임에 항상 있는 캐릭터를 말하는 거예요! 배경 역할을 하고, 주어진 임무를 완료했을 때 아이템을 주기도 하고, 쉽게 말하면 늘 동일한 자리에 있으면서 도우미 역할을 하는 캐릭터라고 생각하시면 됩니다! 회원님이 워낙 헬스장에 오면 똑같은 자리에서 항상 운동을 하고 계시니 다른 분들이 그렇게 불러요."

2014년, 당시 나는 어떠한 꿈도 희망도 남지 않았다. 큰 꿈을 갖고 분당 서울대병원의 인턴약사로 일하다가 급격하게 몸이 안 좋아지고, 엄마 건강이 나빠지는 등의 이유로 다시 광주로 돌아와야만 했다. 열심히 공부해서 모든 과정을 마친 후, 의사들과 함께 회진하는 멋진 모습을 상상했다. 그러나 약 6개월 동안 체력, 정신력, 실력의 한계를 맛보았다.

광주로 돌아와 집 가까이 있는 약국에서 근무했다. 함께 일하는 약사님을 비롯해서 직원들과도 금세 친해졌다. 퇴근 후 따로 모여서 이런저런 이야기를 할 수 있을 정도로 친분이 생겼다. 새로운 환경에서 그럭저럭 적응하고 지내던 중, 갑자기 약국이 폐업을 했다. 친하게 지내던 사람들과 어쩔 수 없이 헤어지는 순간이 왔다.

거주지 옮겨 새 출발 시도
운동하고 밤새 폭식에 각오 무산

그 시기와 맞물려 대학생 때부터 오래 만나온 남자친구와 헤어졌다. 서로 원하는 것이 달랐다. 나는 임신이 불가능하다는 진단을 받은 후 결혼에 대해 두려움을 가지고 있었다. 아무리 시대가 변했다지만 아이를 못 갖는다는 이유로 남자친구의 부모님이 반대하실 것만 같았다. 그렇다고 그 사실을 숨기고 결혼할 수는 없는 일이었다. 더구나 남자친구는 빨리 가정을 꾸리고 싶어 했고 오랜 꿈이 좋은 아빠가 되는 것이라고 말해 왔다. 내가 불임이라는 사실을 몰랐던 남자친구는 아마 나를 이해할 수 없었을 것이다. 오래 이어져온 인연의 끈이 끊어졌다.

28세의 나는 꿈도 잃고 직장도 잃고 사랑도 잃었다. 그리고 인생의 큰 결정을 했다. 독립하기로 했다. 새로운 인생을 살고 싶었다. 아주 어릴 적 뚱뚱했던 나, 대학시절 깡말랐던 나, 사회생활을 하며 다시 뚱뚱해진 나. 이 모든 걸 모르는 곳에서 새롭게 시작하고 싶었다. 그래서 선택한 곳이 인천이었다. 인천에는 친인척도 친구도 없었다. 인생의 페이지를 다시 쓰는 데 적합한 곳이라고 생각했다.

인천에 도착해서 가장 먼저 한 일은 집 주변에 운동할 곳을 찾는 것이었다. 때마침 새로 오픈한 헬스장이 있어서 등록했다. '다이어트의 호구'에 걸맞게 등록하면서 스피닝 회원권과 개인 PT회원권을 함께 끊었다. 그리고 이곳에서 새로운 사람이 되겠다는 굳은 결심을 했다.

그 후 나의 생활은 아주 단조로웠다. 아침에 6시쯤 눈을 뜨면 세수만 하고 짐을 챙겨 헬스장으로 향했다. 헬스장 오픈 시간이

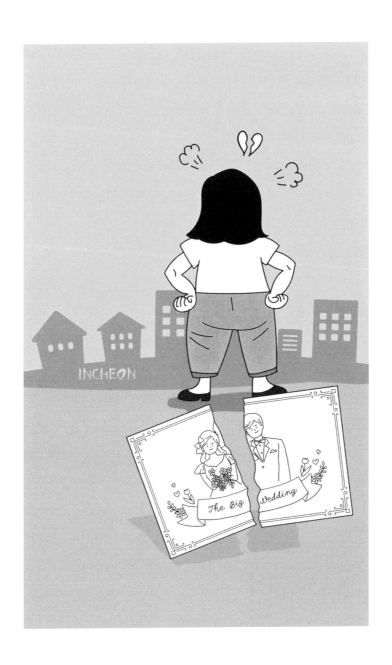

6시였기에 때론 문 앞에서 기다렸다. 헬스장에 도착하면 바로 러닝머신에 올라가 1시간에서 1시간30분 정도를 뛰고 걸으며 땀을 흘렸다. 그 후에 헬스장의 샤워장에서 씻고 기본적인 화장을 하고 바로 출근했다.

오전 9시에서 오후 7시까지 약국 근무를 마치면 발걸음은 또다시 헬스장으로 향했다. 일주일에 3번은 개인PT를 받았다. 그리고 나머지 시간은 스피닝을 탔다. 땀을 빼고 집에 오면 오후 10시 정도가 되었다.

그 이후는 나만의 자유 시간이었다. 먼저 자유 시간을 만끽하기 위한 준비물이 필요했다. 바로 먹을 것들! 헬스장에서 집까지 거리는 도보로 10분 채 걸리지 않았다. 하지만 짧은 거리에도 자유 시간을 즐기기 위한 편의점, 분식점이 많았다. 편의점 별로 들러서 각종 삼각 김밥, 도시락, 과자, 아이스크림 등을 구매하고 분식점에서 떡볶이, 순대 등을 샀다.

양손 가득 먹을거리를 들고 10평이 되지 않는 집으로 돌아오면 하루 종일 느낄 수 없던 식욕이 돈다. 미친 듯이 배가 고파왔고 옷을 갈아입을 정신도 없이 음식들을 입안으로 넣었다. 당시 살던 원룸에는 탁자나 식탁 따위는 없었다. 그냥 침대 위에 앉아 먹었다. 먹고 또 먹었다. 그러다 보면 양손 가득 사온 먹을거리가 어느 순간 사라졌다. 아직 배가 부르지 않았다. 아니 배가 불렀어도 식욕은 채워지지 않는 때가 많았다. 게다가 원룸 건물의 1층에 24시간 운영하는 편의점이 있었다. 새벽 1시든 2시든 상관없이 사서 먹었다.

아침 6시 눈을 뜰 때면 나는 프란츠 카프카의 소설 《변신》 속 그레고르가 된 기분이었다. 어느 날 아침 불안한 기분으로 잠에서 깨어난 그레고르는 잠자던 자신이 흉측스런 벌레로 변해버린 것을 알게 된다. 이게 꿈인가 싶었지만 꿈이 아님을 알고 절망에 빠진다.

편의점 주인 음식 판매 거부 "제대로 된 밥 먹어야 돼" 충고

'딱딱한 각질로 된 등을 대고 누워 있는 그는 고개를 조금만 쳐들어도 갈색의 불룩한 마디마디로 나누어진 배를 볼 수 있었다. 그 배 위에는 금방이라도 미끄러져 떨어질 것처럼 이불의 한 모퉁이가 가까스로 걸려 있었다. 다른 부분에 비해 비참하게 가느다란 수많은 다리들이 그의 눈앞에서 속절없이 간들거렸다.'

《변신》의 한 부분이다.

내 몸이 딱딱한 각질로 뒤덮여 있고 수많은 다리가 생기고… 정말 상상만 해도 끔찍하지 않은가? 그런데 나는 인천에서 《변신》 속 그레고르의 기분을 아침마다 경험했다.

먼저 잠에서 깨면 밤새 먹었던 엄청난 음식들이 생각나면서 자책, 후회가 밀려온다. 그리고 얼굴부터 손, 발, 온몸이 띵띵 부운 게 느껴졌다. 악몽과 악순환에서 벗어나지 못할 거라는 절망 속에서 눈을 떴다. 하지만 그것도 잠시, 그만큼 먹었으니 다시 몸을 움직여야만 했다. 먹고 바로 잠들었으니 속도 더부룩하다. 아무것도 먹지 않은 채 다시 헬스장으로 향했다.

내가 말하지 않는 이상 나의 이러한 상황을 아는 사람은 아무도 없다. 그러니 헬스장 회원들 입장에서는 아침에도 저녁에도 늘 동일한 시간에 빠지지 않고 운동을 하는 내가 신기해 보였을 것이다. 하지만 나의 입장은 아침에 눈뜨면 속이 불편해서 운동을 했고, 저녁에 퇴근하면 약속도 없고 할 일도 없으니 또 운동을 갔다.

운동해도 살찌는 게 창피
사람 피하고 점점 더 고립

나를 담당했던 트레이너는 나에게 이렇게 운동을 열심히 하는데 살이 안 빠지는 것도 신기하다고 했다. 그렇다. 헬스장의 NPC인 나는 살이 빠지지 않았다. 오히려 저녁 폭식이 반복될수록 몸무게는 늘어갔고, 결국 새롭게 인생을 시작해보자며 도전한 첫 독립생활 중에 인생 최대의 몸무게를 찍었다.

그러던 어느 날이었다. 그날도 어김없이 저녁 운동을 끝내고 폭식 시간을 가졌다. 양손 가득 사온 음식을 다 먹고도 허기를 달랠 수 없어 1층 편의점에 갔다. 편의점에 매일 가다 보니 주인 할아버지와 친분이 생겼다. 주인 할아버지는 나를 많이 챙겨주셨다. 한창 허니버터 칩이 대박 났을 때는 내 몫을 미리 빼놓으시기까지 했다. 운명의 그날도 평소처럼 삼각 김밥, 과자 몇 봉지, 초콜릿 몇 개를 집어 계산대에 올려놨다. 그 순간 할아버지가 나에게 해주신 말씀, 그리고 그 말씀을 해주실 때의 어두웠던 표정은 지금까지 잊히지 않는다.

"이제 편의점 그만 와. 제대로 된 밥을 먹어야지. 이제 와도 안 팔 거야. 다 큰 아가씨가 이러다가 큰일 나."

솔직히 당시에는 황당했고 화도 났다. 내가 먹고 싶어서 내 돈 내고 사서 먹겠다는데 오지 말라느니 큰일 난다느니, 너무 참견이 심하다고 생각했다. 그래서 그동안 쌓았던 정을 뒤로하고 정말 편의점에 가지 않았다.

나의 별명이 헬스장의 NPC라는 사실을 전해들은 뒤로 헬스장에 가는 것도 점점 불편해졌다. 누군가 나를 바라보고 있다는 생각이 들었기 때문이다. 운동을 하는데도 살이 찐다는 게 창피했다. 운동하는 내 뒷모습을 보며 수군거리는 사람들의 목소리가 들리는 것 같았다. 나는 점점 더 소극적으로 변해갔다. 운동을 끝낸 후, 샤워장에 사람이 많을 땐 내 몸을 보여주기 싫어 씻지 않고 집으로 갔다.

점점 더 고립되어 갔다. 이 모습이라면 히키코모리(사회생활에 적응하지 못하고 집안에만 틀어박혀 사는 병적인 사람을 일컫는 일본 용어)와 다를 바 없었다. 다른 삶을 살겠다며 찾아온 곳에서 이전보다 더 망가진 삶을 살고 있었다. 도대체 무엇이 나를 이렇게 만들었을까. 모든 게 다이어트 때문이었다. 다이어트 때문에 나의 30년 인생이 모두 엉망이 돼버렸다.

HOT POINT

헬스장 등록 시 고려할 사항과 이용방법

▶ 헬스장 이용 시 시간제한 있는지 확인해 본다. 나는 아침, 저녁으로 헬스장을 이용하는 경우가 많기 때문에 시간제한 확인은 필수다.

▶ 수건이나 옷을 제공하는지, 샤워실이 있다면 그 안에 세면도구가 준비되어 있는지를 확인한다.

▶ 러닝머신처럼 사람들이 많이 이용하는 운동기구가 많이 구비되어 있는지 확인한다.

▶ 맨몸 운동을 할 수 있는 공간이 따로 있는지 확인한다.

▶ 이용팁: 보통 회원권을 등록하면 처음에 트레이너가 인바디 등으로 몸 상태를 체크해 주고 운동법을 알려준다. 이때 평소 궁금했던 것, 운동기구 사용법 등을 상세히 물어보는 것이 좋다.

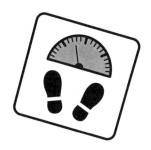

11

운동만 열심히 하면 살이 더 찌더라

 어릴 적 재밌게 들은 이솝우화 중에 〈해와 바람 이야기〉
가 있다. 어느 날 바람과 해가 누가 더 힘이 센지 내기를 한다. 지
나가는 나그네의 옷을 벗기는 사람이 이기는 것이었다. 먼저 나
선 바람이 자신 있게 나그네를 향해 힘껏 바람을 불었다. 그러나
바람이 불자 나그네는 오히려 옷깃을 더 세게 부여잡았다. 바람
이 강해질수록 나그네도 더욱 더 세게 옷을 붙잡았다. 해는 다른
방법을 썼다. 따듯한 햇볕을 듬뿍 비추었다. 그러자 나그네는 더

운 날씨에 외투를 벗어버렸다.

결국 내기에서 해가 이겼다.

나에게 운동을 열심히 하는 것은 바람이 하는 행동과 같았다. 다이어트를 위해 운동을 할수록 살이 빠지기는커녕 살이 더 쪘다. 내 생애 가장 열심히 운동을 한 시절은 인천에서 혼자 자취할 때였다. 아침, 저녁으로 운동을 하고 개인PT를 받았으며 스피닝을 날마다 두 타임씩 탔다. 그러나 그때 내 생애 최고의 몸무게를 찍었다. 임신을 한 후로도 최고 몸무게의 기록은 변하지 않았다.

절식 폭식 반복하면
살 쉽게 찌는 체질로 변해

이유는 분명했다. 운동이 문제였다. 내가 하던 운동은 다이어트를 위한 운동이 아니었다. 무분별하고 과도한 운동이었다. 게다가 하루 종일 쫄쫄 굶다가 운동이 끝나면 폭식을 하는 것도 문제였다. 한번 폭식을 시작하면 그땐 내가 음식을 먹는지 음식이 나를 먹는지 구분이 안 될 정도였다. 제 정신이 아닌 상태에서 1~2시간을 먹었다. 어떤 맛인지 느낄 틈 없이 음식을 집어넣었기 때문에 종류는 상관없었다. 심할 때에는 냉동실에 있는 냉동식품을 해동하지 않고 그냥 먹기도 했다.

폭식 후에 어김없이 상실감과 후회가 찾아왔다. 내 자신이 너무 미웠고 창피했다. 몸무게가 또 얼마나 늘어났을지, 그만큼을 빼려면 또 얼마나 굶고 운동을 해야 할지 계산을 하면 막막했다. 그리고 다음 날부터 다시 무리한 운동을 하고 절식을 했다.

실제로 운동으로 소비되는 칼로리의 양은 생각보다 적다. 아무리 열심히 1시간 동안 러닝머신 위에서 빠르게 걷고 뛰어도 약 600kcal 정도의 칼로리만 태울 수 있다. 그런데 피자 1,2조각만으로도 600kcal가 넘는 열량이니, 아무리 운동을 열심히 해도 밤새 폭식을 하는 내가 살을 빼기란 어려운 일이었다. 게다가 나처럼 절식과 폭식을 반복하면 살이 쉽게 찌는 체질로 변한다. 기초 대사량이 점점 떨어지기 때문이다.

그즈음 약국에 파트타임제로 근무하던 분이 계셨다. 성격이 활달하고 붙임성이 좋으셔서 단시간에 가까워졌다. 어느 날 심각한 표정으로 나에게 물었다.

"약사님, 약사님은 식사도 제대로 안 하시고 아침, 저녁으로 운동도 열심히 하시던 데 다이어트 중이신 거예요?"

"아, 저는 요즘 365일 다이어트를 하는 거나 다름없어요. 그런데 이제 아무리 해도 살이 안 빠지네요. 오히려 요즘은 살이 찌고 있어요."

"그래서 여쭤본 거예요, 식사하시는 모습을 거의 못 봤는데 오히려 점점 더 붓는 것 같아요. 약사님, 제가 봤을 때 지금 약사님은 독소를 배출해 주는 게 필요할 것 같아요. 몸에 독소가 많으면 아무리 운동해봤자 소용없거든요."

1시간 뛰고 걸어야 600kcal 태워
피자1, 2조각 먹으면 원위치

알고 보니 그분은 네트워크 사업을 하시고 게다가 주품목이 건강기능식품이었다. 본인이 관리하는 많은 회원이 그 제품을 먹은 후 독소배출이 되고 살이 빠지는 경험을 했다고 이야기해 주셨다. 제품의 종류는 다양했다. 아침에 일어나자마자 공복에 먹는 식이섬유 가루, 식사 대신 먹을 수 있는 단백질 파우더, 몸에 활력을 주는 비타민, 커피 대신에 수시로 마실 수 있는 건강음료, 지방이 흡수되는 것을 막는 알약 등 10가지가 넘는 제품을 소개해 주었다. 한 달 먹을 분량만 해도 가격이 수백만 원이었다. 이미 몇 차례 고액이 들어간 다이어트에 실패한 경험이 있어서 가격을 듣고 머뭇거렸다.

"제 회원님 중에 이 제품들 먹고 끊겼던 생리를 다시 하시는 분도 계셔요! 몸에 쌓였던 독소가 빠지니까 이런 일도 일어나더라고요."

'골든타임'(골든아워)이라는 말이 있다. 의학용어로 심장마비나 호흡 정지, 과다 출혈 등의 응급 상황에서 인명을 구조할 수 있는 금쪽같은 시간을 일컫는다.

인생에도 '골든타임'이 있다고 생각한다. 목숨을 살릴 수 있는 매우 귀중한 시간 말이다. 그리고 그 순간, 지금이 골든아워의 순간이라고 생각했다. 그렇다면 수백만 원의 돈이 중요한 것이 아니었다. 그 제품을 약 3개월간 복용했다. 하지만 그 제품을 먹는다고 해서 내 생활습관이 달라지지 않았다. 무리한 운동과 폭식 습관은 그대로 둔 채 약만 추가로 먹었다. 효과가 있을 리가 없었다. 결국 그때 결제한 어마어마한 금액은 할부로 남아 10개월간 나를 괴롭혔다. 매달 카드 할부금을 낼 때마다 그때 저지른 일에 대한 후회와 창피함이 밀려왔다.

지금 생각해 보면 웃픈(웃기다와 슬프다의 합성어) 이야기이다. 약에 대한 전문가가 되기 위해 공부하고, 약사로 일하는 나에게 있던 일이라고 하기엔 너무 창피했다. 그래서 주위 사람에게 이야기도 못했다. 내 어두운 과거이고 나만의 비밀이라며 평생 가슴에 묻고 가리라 생각했다.

잘못된 생각 바꾸고 습관 고치면 살을 빼기 성공

하지만 지금은 생각이 바뀌었다. 비밀로 간직했던 이야기를 모든 사람이 읽을 수 있도록 책으로 쓰고 있다. 이 모든 일이 나에게만 일어나는 것이 아니라는 걸 알았기 때문이다. 인체의 생리기능을 공부하고 약과 영양제에 대해 전문가인 나조차도 내 자신의 일을 결정할 때는 판단력이 흐려졌다. 누군가 효과를 보았다고 하면, 나에게도 효과가 있을 거라고 쉽게 생각했다.

그래서 수없이 시도를 했고 수많은 이유 때문에 실패를 맛보고 포기를 했다.

아직도 다이어트에 대한 강박증과 잘못된 상식으로 고생하는 사람이 많다. 주위 아무에게도 차마 말하지 못하고 속으로 끙끙 앓으며 시간과 돈을 쓰는 사람도 많다. '왜 남들은 모두 다이어트에 성공해서 날씬한데 나는 실패만 하지?' 란 생각에 자책하는 사람도 있다. 부디 그런 사람에게 나의 이야기가 도움이 되면 좋겠다. 결코 본인이 의지가 약하고 뚱뚱하게 타고났기에 다이어트에 실패하는 것이 아니다. 나는 20년이 넘는 세월 동안 다이어트 때문에 시간과 돈을 낭비하고 마음이 상처투성이가 되었다.

하지만 지난 몇 년 간 잘못된 생각을 바꾸고 습관을 고치면서 결국 다이어트에 성공했다. 물론 대학생 때처럼 40kg도 안 되는 몸무게를 유지하진 않는다. 하지만 마음은 그때보다 지금이 훨씬 편안하다. 내 몸도 그때보다 지금이 더 맘에 든다.

이 책을 읽는 당신도 할 수 있다. 부디 끝까지 내가 하는 이야기를 잘 들어주길 바란다.

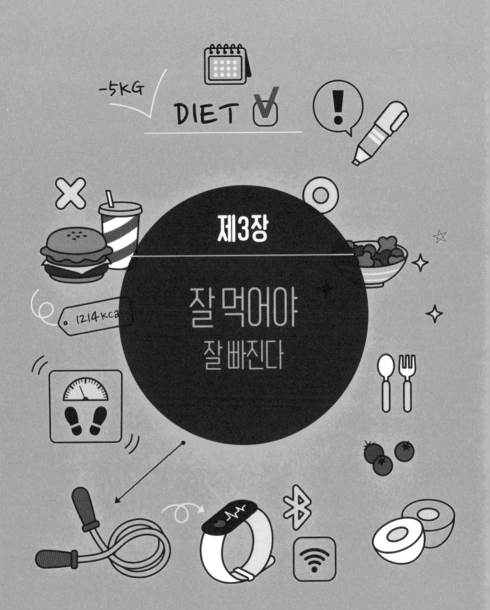

제3장

잘 먹어야
잘 빠진다

몸에 안 좋은 음식을 먹으며 얼마나 나를 학대했는지 반성했다.
내가 먹었던 과자, 초콜릿, 젤리 등이 내 몸속의 피, 뼈, 살이 되었다고 생각하니 끔찍했다.
지금 나의 몸은 그동안 먹은 것과 그리고 지금 먹고 있는 것의 결과물이다.
몸을 바꾸고 싶다면 먼저 먹는 것을 바꿔야 한다.

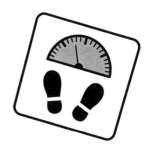

12
안 먹는데 왜 안 빠질까?

 우리나라에서 '밥'은 그저 식욕을 채우고 에너지를 내는 것 이상의 의미를 지닌다. 우선 '밥'은 사회적 관계를 매개하는 중요한 상징이다. 안부 인사 대신 "밥 먹었니?" "식사하셨어요?"라고 묻기도 하고 심지어 데이트 신청을 할 때도 "저녁 식사 같이 하실래요?"라고 말한다. 나의 마음속 관심과 사랑을 표현하는 방법의 하나다.

또한 '밥'은 사회생활의 일부가 된다. 회사 등 단체 생활을 할 때

점심시간에 함께 먹는 일은 업무의 일부이며 회식 자리 역시 말할 것도 없다. 요즘 코로나19로 사회 인식이 변화했지만 함께하는 식사가 사회생활에서 차지하는 비중은 여전히 크다. 그래서 '밥'을 먹는 것이 두려웠던 나에게 사회생활은 더 어려웠다.

"약사님~ 점심식사 시간이에요. 식사하러 가요."

"전 오늘 속이 안 좋아서요. 먼저 식사 하세요."

"약사님, 식사 안 하세요?"

"오늘은 피곤하네요. 그냥 휴게실에서 쉬다 올 게요."

"약사님, 오늘 점심 식사 반찬으로 소고기가 나온대요. 빨리 먹으러 가요."

"아 죄송해요, 고기를 먹고 싶지 않아요. 저는 따로 먹을 게요."

초콜릿을 밥 대신 먹었더니
피부 꺼칠해지고 뱃살 생겨

분당 서울대병원에서 근무할 당시 '밥'에 대해서 나의 사회생활 점수는 빵점이었다. 병원 업무에 대해 궁금한 것을 비롯해 서로의 의견을 나눌 수 있는 유일한 시간인 점심시간을 늘 홀로 보냈다. 그렇다고 전혀 안 먹은 건 아니다. 식사 메뉴는 초콜릿이었다. 나름 다양한 식단을 갖고 있었다. 토블론, 허쉬, 캐드버리, 휘태커스 초콜릿 등 늘 가방 속에 그날그날 끌리는 초콜릿을 종류

별로 한가득 담아 출근했다.

그리고 하루 종일 당이 떨어질 때와 우울할 때마다 초콜릿을 먹었다. 남들이 하루 세 끼 밥을 먹는다면 나는 하루 세 끼 초콜릿을 먹었다.

그러다 보니 꽤 많은 양의 초콜릿을 먹었다. 250g짜리 큰 초콜릿을 하루에 3~4개는 기본으로 먹었다. 초콜릿이 주는 달콤함은 허기를 채우고 또 힘들고 지친 일상의 활력소가 되었다. 게다가 밥을 먹고 난 뒤 찾아오는 더부룩함도 없었다. 아무리 먹어도 배가 터질 것 같다는 느낌이 들지 않았다.

배가 부르지 않다는 것 때문에 과식을 한다고 생각하지 않았다. 물론 초콜릿이 나에게 필요한 탄수화물, 지방, 단백질 등의 영양분을 채워줄 거란 기대를 한 것은 아니다. 하지만 적어도 이렇게 먹는다고 살이 찔 거라고 생각하진 않았다. 밥은 한 공기만 먹어도 4~5시간은 배가 더부룩한 데 초콜릿은 크고 두꺼운 것 몇 개를 먹어도 배가 부르다는 느낌은 없었으니 말이다.

하지만 시간이 지날수록 피부는 거칠어지고 뱃살이 생기기 시작했다. 아침, 저녁으로 운동을 해도 살이 빠지기는커녕 살이 찌는 느낌이 들었다. 결정적으로 질염과 방광염이 생겼는데 낫지 않았다. 한 달이 넘게 항생제가 포함된 약을 먹어도 염증 수치가 떨어지지 않고 급기야 요실금과 같은 증상이 나타났다. 병원 기숙사에서 함께 방을 사용하던 터라 일상생활이 불편했다. 의사는 지속되는 염증의 이유를 못 찾고 스트레스 때문일 가능성이 크다고 말했다. 이런저런 이유로 나는 분당 생활을 접고 다시 광주로 내려왔다.

나와 같이 분명히 적게 먹는데 살이 빠지지 않는 이유가 무엇인지, 운동하는데 오히려 살이 찌는 이유가 무엇인지 답답해하는 사람이 많다.

나에겐 세 가지의 이유가 있었는데 참고가 되길 바란다.

첫째, 먹는 양을 잘못 판단할 수 있다.

이와 관련된 유명한 다이어트 심리 실험이 있다. 1992년 미국에서 왜 많은 사람이 칼로리 섭취를 제한하는데도 체중 감량에 실패하는지 실험을 진행했다. 224명이 실험에 참여했다. 이 중 하루 섭취량을 1,200kcal 미만으로 제한했는데도 살이 빠지지 않는 사람들이 있었고 이들의 체중이 줄지 않은 이유를 연구했다. 결과는 굉장히 흥미로웠다. 이들은 몸에 어떤 문제가 있는 게 아니라 자신들이 보고한 것보다 더 많은 양을 먹었고, 신체 활동량은 보고한 것보다 더 적었다. 즉, 먹은 양은 과소평가하고 활동량은 과대평가했기 때문에 이들의 말만 들었을 때엔 적게 먹고 많이 움직여도 살이 빠지지 않았다. 나를 비롯한 많은 사람이 하는 착각이다.

'이렇게 조금 먹는데 왜 살이 안 빠지지?

이렇게 많이 움직이는데 살이 안 빠지지?

혹시 순환이 나빠서 안 빠지는 건가?

몸의 독소 때문에 안 빠지는 건가?

붓기 때문에 안 빠지는 건가?'

식단 일기를 꼼꼼하게 써라
먹는 양 한눈에 조절에 도움

이런 생각 때문에 혈액 순환제를 찾고 디톡스를 하고 붓기 빼는 약을 먹는다. 하지만 근본적인 문제가 해결되지 않은 상황에서는 어떤 것도 소용없다. 다이어트에도 '너 자신을 알라'는 명언은 통한다. 자신의 상황을 직시하는 것이 필요하다.

그래서 식단 일기 쓰기를 추천한다. 나 역시 식단 일기의 도움을 많이 받았다. 반드시 정해진 노트에 써야 할 필요는 없다. 무언가를 먹을 때, 옆에 있는 메모지나 스마트폰에 몇 시에 무엇을 어느 정도 먹었는지 간략하게 적어보자. 그리고 그것을 모아서 쭉 정리해보자. 생각보다 많은 양을 자주 먹고 있음을 깨닫는다. 인식하는 것 자체만으로 도움이 된다.

둘째, 에너지밀도가 높은 음식을 먹고 있다.

에너지밀도란 단위 부피당 저장된 칼로리를 나타낸다. 에너지밀도가 낮다는 말은 양에 비해 칼로리가 적다는 뜻이고, 에너지밀도가 높다는 말은 양보다 칼로리가 많다는 뜻이다. 예를 들어

서 케이크 한 조각의 칼로리는 약 300kcal 정도이다. 반면에 방울
토마토는 50개를 먹어야 300kcal가 된다. 케이크는 양에 비해 칼
로리가 많아 에너지밀도가 높은 식품이고, 방울토마토는 양에 비
해 칼로리가 적어 에너지밀도가 낮은 식품이다.

즉, 에너지밀도가 낮은 식품은 같은 칼로리를 먹어도 양이 더
많기 때문에 포만감을 느끼는 데 더 유리하다. 당연히 다이어트
를 할 때 더 도움이 된다.

즐겨 먹는 음식 종류를 교체
참기 힘들던 욕구가 조절

2018년 영양학저널(Journal of Nutrition)에 이와 관련된 연구가 실
렸다. 영국 리즈대학교의 연구인데 과체중이나 비만여성 78명을
대상으로 14주간 에너지밀도가 낮은 식품이 다이어트에 미치는
영향을 확인했다. 대상자를 두 그룹으로 나눠 첫째 그룹(37명)은
에너지밀도가 낮은 식품을 기반으로 프로그램을 진행했고, 둘째
그룹(41명)은 하루 에너지 섭취량을 1,400kcal로 제한했다. 실험
결과 두 그룹 모두 체중 감량에 성공했지만 에너지밀도가 낮은
식품을 섭취한 그룹에서 더 많은 체중 감량이 이뤄졌다.

이처럼 동일한 양을 먹어도 에너지밀도가 낮은 음식은 수분과
단백질, 식이섬유의 함량이 높아 열량은 적지만 포만감을 줄 수

있다. 내가 주식으로 먹은 초콜릿은 에너지밀도가 높은 대표적인 식품이다. 휘태커스 초콜릿의 경우 250g 한 판이 거의 1,500kcal 정도로 하루 3판만 먹어도 4,500kcal이다. 이것은 방울토마토 약 750개, 오이 160개, 바나나 약 30개, 밥 15공기에 해당되니 알고 보면 먹은 양이 어마어마하다.

이 사실을 깨닫고 즐겨 먹는 음식의 종류를 바꿨다. 초콜릿이 정말 먹고 싶을 때 억지로 참기보다는 평소에 비해 양을 줄이고 대신 바나나, 방울토마토와 같이 에너지밀도가 낮은 과일로 배를 채웠다. 처음에는 포만감을 느껴지는 게 두렵고 불편했다. 하지만 다이어트에 도움이 된다는 생각을 의식적으로 하며 수시로 올라오는 우울증을 달랬다. 시간이 지나자 참기 힘들던 욕구가 조금씩 사라졌다. 그 이후 초콜릿 폭식은 가끔 있었지만, 해결할 방법을 알았기에 스트레스로 인한 2차 폭식을 막았다.

셋째, 수면시간이 아주 짧거나 수면의 질이 낮은 것이 문제일 수 있다.

영국 브리스톨대학 샤라드 테헤리 박사가 1천 명을 대상으로 한 연구 결과에 따르면 수면시간을 10시간에서 5시간으로 줄인 여성의 체중이 약 4% 증가한 것으로 나타났다.

미국 케어웨스턴대학의 산제이 파텔 박사는 15년간 중년 여성 6만8천 명을 대상으로 수면 시간과 체중 증가의 관계를 조사했다. 그 결과 매일 5시간 이하로 자는 여성의 체중이 평균 15kg 중

가했다고 한다.

이외에도 많은 연구가 다이어트하는데 식습관이나 운동도 중요하지만 수면 패턴 또한 중요한 역할한다는 것을 보여준다.

수면은 호르몬과 연관되어 있다. 식욕과 관련된 호르몬 중에서 가장 중요한 호르몬이 그렐린과 렙틴이다. 그렐린은 식욕을 자극하고 렙틴은 식욕을 억제한다. 그래서 식사시간이 되거나 금식을 하면 위에서 그렐린이 만들어져서 음식을 찾는다. 음식을 섭취하면 지방 조직에서 생성되는 렙틴으로 인해 식욕이 억제되고 숟가락을 내려놓는다. 그런데 그렐린과 렙틴은 수면 시간에 영향을 받는다. 수면 시간이 짧아질수록 렙틴 분비는 감소하고 그렐린 분비가 늘어나면서 식욕이 증가한다.

나는 수면시간이 절대적으로 부족했다. 그래서 수면제도 복용했고 술의 도움도 받았다. 수면제는 부작용을 겪은 후로 복용하지 않았다. 그리고 알코올 역시 수면을 방해한다. 혼자 자취하던 시절 잠을 자지 못해 소량의 술에 의존한 적이 있다. 처음에는 달달한 술을 조금 마시면 기분도 좋아지고 쉽게 잠이 들 수 있어 좋았다.

하지만 술을 마시면 쉽게 잠들지만 깊이 잠들기는 어려웠다. 알코올이 오히려 수면의 질을 떨어뜨려 평소보다 일찍 잠에서 깨고 중간에 깨면 다시 잠들기 어려웠다. 게다가 이렇게 자고 일어나면 잠을 자도 피곤함이 풀리지 않는다. 결국 수면제와 알코올 모두 수면에 도움이 되지 않았다.

숙면에 가장 도움을 준 것은 이런 강박에서 벗어나기였다. 지금 자야한다는 생각, 술을 먹어야만 잠들 수 있다는 생각, 배가 고프면 잠을 못 자니 먹고 자야한다는 생각 등 머릿속을 가득 채운 생각을 비워야 했다.

그냥 잠이 오지 않으면 책을 읽거나, 영화를 보면 된다. 잠자다가 중간에 일어나면 하루를 일찍 시작한다고 생각하면 된다. 모든 것을 그냥 흘러가는 대로 두면 생활 리듬이 아주 천천히 조금씩 맞춰진다. 그리고 어느 순간 규칙적인 생활 리듬을 되찾을 수 있다. 대단한 방법은 아니다. 하지만 힘들고 중요한 일이다.

잠 충분히 자고 질도 좋아야
수면제 알코올 도움 NO!

네덜란드의 철학자 스피노자는 '현재와 과거가 다르길 바란다면 과거를 공부하라.'고 했다. 수많은 다이어트를 오랜 시간동안 경험한 결과 나는 내가 실패한 나만의 이유, 앞으로 성공할 수 있는 나만의 방법을 찾기로 결심했다. 그래서 먼저 한 일은 나의 과거를 되짚어 보는 것이었다. 어디서부터 무엇이 잘못 되었는지를 찾아보았다. 그리고 이러한 과정이 다이어트 강박증을 극복하는 데 많은 도움이 되었다.

개인은 자라온 환경과 생활 습관이 다르다. 그러므로 나는 다이어트 방법도 개인의 특성에 따라 달라야 한다고 생각한다. 내가 수많은 다이어트를 시도하고 실패하면서 깨달은 것이 바로 나만의 방법을 찾는 것! 그러므로 나의 어처구니없는 실수들, 실패담들이 누군가가 자신만의 방법을 찾는 데 도움이 될 수 있다고 생각한다.

"삶이란 우리의 인생 앞에 어떤 일이 생기느냐에 따라 결정되는 것이 아니라 우리가 어떤 태도를 취하느냐에 따라 결정된다."

_존 호모 일스

HOT POINT
식단 일기 적는 법
① 육하원칙에 따라 작성한다.
언제, 어디서, 누구, 무엇을, 어떻게, (식사를 마치는 데 걸린 시간)
왜, (아침, 점심, 저녁, 간식, 야식 등)
② 매끼 식사가 끝난 후 바로 기록해야 잊어버리지 않는다.
③ 식단 일기를 쓰는 이유를 항상 기억한다.
④ 수분 섭취량, 배변 습관, 수면 시간도 기록하는 것이 도움이 된다.
⑤ 자신에게 적당한 방법으로 기록한다.
(인스타그램이나 블로그 같은 SNS에 기록하는 것, 다이어리에 적는 것, 어플을 이용하는 것 등)

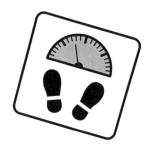

음식 중독에서 벗어나는 법

 우리는 일반적으로 무엇에 몰입하거나 탐닉하면 '중독'이라는 표현을 사용한다. 그래서 쇼핑을 자주 하는 사람을 '쇼핑 중독'이라 말하고, 밀가루 음식을 좋아하는 사람을 '탄수화물 중독', 하루 종일 스마트폰을 사용하는 사람을 '스마트폰 중독'이라고 한다.

이처럼 현대 사회는 중독과 관련된 말이 많다.

하지만 정신 병리학에서 중독으로 규정하는 것은 광범위 하지 않다. 최근 세계보건기구(WHO)가 게임 중독을 질병으로 분류하기로 최종 결정하면서 이에 대한 논쟁이 있었다. 게임 중독을 정신 병리학적으로 보았을 때에 질병으로 분류하는 것이 적당한지에 대한 의견차이가 있었기 때문이다. 음주와 알코올 중독은 다르다. 또 흡연과 니코틴 중독도 다르다.

의학적으로 '중독'이라는 표현을 쓰려면 일정 조건을 만족해야만 한다.

모든 중독을 정의하는 가장 중요한 전제 조건은 '이 물질이나 행위가 분명히 본인에게 나쁜 결과를 가져올 것을 알면서도 강박적으로 지속하고 반복하는 것'에 있다. 다음은 세계보건기구에서 만든 음식 중독 자가진단 테스트이다.

<음식 중독 자가진단 테스트>

- 음식을 먹을 때 생각한 것보다 훨씬 많은 양을 남기지 않고 먹는다.
- 배가 부른 데도 계속 음식을 먹고 있다.
- 가끔 먹는 음식의 양을 줄여야 하는 게 아닌가 하는 걱정을 할 때가 있다.
- 하루 중에서 많은 시간을 과식 때문에 피로감을 느끼면서 보낸다.
- 음식을 지나치게 많이 혹은 자주 먹느라 일상생활의 불편함

- 을 느낀다.
- 음식을 일부러 끊거나 줄였을 때 금단증상(불안, 짜증, 우울감 등)이 나타난다.
- 불안, 짜증, 우울감이나 두통 같은 신체 증상 때문에 음식을 찾는다.
- 특정 음식을 일부러 끊거나 줄였을 때 그 음식을 먹고 싶은 강렬한 욕구를 경험한 적이 있다.

※ 위 항목에 3개 이상 해당되면 "음식 중독" 의심

출처 : 세계보건기구(WHO)

음식 끊거나 줄였을 때 금단증상 나타나면 중독

이 테스트 항목 중에 3개 이상이 해당되면 음식 중독을 의심해 봐야 한다. 나는 한 때 8가지 항목이 모두 해당되는 심한 음식 중독에 빠졌다. 배가 부를 때까지 음식을 먹어도 계속해서 음식을 찾았고, 탐닉이 커져 한 번에 많은 양을 섭취했다.

나는 음식 중독을 넘어 거식증과 폭식증을 반복하는 식이장애를 앓고 있었다.

배가 부른데도 계속 음식을 찾는 '음식 중독'에 빠지는 이유는 무엇일까?

내 경험상 음식 중독은 감정과 크게 연관이 있다. 감정을 조절하는 호르몬이 도파민과 세로토닌이다. 그래서 음식 중독을 야기하는 여러 가지 원인 중에서도 도파민과 세로토닌이라는 신경전달물질과 관련해서 이야기하겠다. 이 둘은 감정 조절과 관련돼 있어 행복호르몬이라고도 불린다.

도파민은 우리 몸에서 즐거움, 쾌감과 같은 신호를 전달하여 행복을 느끼고 뭔가를 하고 싶은 욕구를 일으킨다. 과도한 스트레스를 받으면 부족한 도파민을 채우기 위해 무의식적으로 음식을 원한다. 특히 달달한 케이크, 맵고 짠 떡볶이 등 자극적인 음식을 찾는다. 이런 음식을 먹으면 도파민이 급격히 상승하여 스트레스도 풀리고 집중력이 높아지기 때문이다. 하지만 이러한 효과는 지속시간이 매우 짧아 우리 몸은 짜릿함을 위해 계속해서 자극적인 음식을 찾는다. 이게 반복되면서 점점 더 많은 양을 원하고 안 먹으면 더 기력이 떨어지며 피곤해지는 걸 느낀다. 바로 중독의 늪에 빠진다.

케이크 떡볶이 등 자극적인 음식
스트레스 해소 돕지만 중독 초래

세로토닌 역시 뇌에서 기분과 감정을 조절하는 데 관련된 신경전달물질이다. 또 멜라토닌이라는 수면 주기를 조절하는 호르몬을 만드는 데도 중요한 역할을 한다.

그러므로 스트레스 등으로 세로토닌이 적어지면 불안감, 우울증을 겪을 뿐만 아니라 수면에도 문제가 생길 수 있다. 실제로 병원에서 처방되는 우울증 약 중 상당수가 세로토닌의 농도를 조절해서 사용한다.

그래서 기분이 안 좋을 때에는 세로토닌 농도를 높일 수 있는 고지방, 고열량, 고염분의 음식을 찾는다. 하지만 이것 역시 일시적인 효과만 있기 때문에 금세 다시 우울해지고 또 다른 폭식을 부른다. 음식 중독이 나타나는 것이다.

그러면 내가 음식 중독을 해결하는 데 도움이 된 방법을 소개하겠다.

첫째, 먹는 음식의 종류를 바꿔라.

실제 내가 음식 중독에 빠졌을 때 주로 먹던 음식은 초콜릿, 감자 칩, 튀김, 떡볶이 등이었다. 모두 뇌의 쾌감 중추를 자극해서 도파민, 세로토닌을 분비시킨다. 하지만 이런 음식은 일시적인 효과로 오히려 음식 중독을 악화시킨다. 그러므로 음식 중독을 해결하는 데 도파민, 세로토닌을 지속적으로 높게 유지할 수 있는 음식이 필요하다.

도파민은 타이로신, 세로토닌은 트립토판이라는 재료로 만든다. 타이로신과 트립토판은 단백질을 구성하는 아미노산에 속한다. 즉, 단백질 섭취를 통해 재료를 공급한다. 먹고 싶은 욕구가 생길 때 빵, 과자 같은 정제된 탄수화물 음식과 가공식품보다는 콩이나 생선, 계란, 유제품, 견과류 등 질 좋은 단백질을 섭취하는 것이 도움이 된다.

둘째, 너무 한 번에 고치려는 욕심을 버려라.

'중독'의 대표적인 특징 중 '금단증상'이 있다. 금단증상은 지속적으로 사용하던 물질을 갑자기 중단했을 경우 나타나는 정신 및 신체적인 증후군을 말한다. 중독의 특성 때문에 '음식 중독'을 단번에 고치겠다고 결심하면 금단증상으로 어려움을 겪는다. 오히려 반복되는 실패에 정신적으로 지칠 수도 있다.

이미 생활습관으로 자리 잡은 중독을 고치는 것은 생각만큼 쉽지 않다. 성급하게 접근하지 말고 조금씩 폭식의 횟수를 줄이면 좋다. '나는 10년 넘는 시간 동안 자리 잡은 음식 중독인데 어떻게 하루아침에 좋아질 수 있겠어?'라는 마음가짐이 도움이 되었다. 물론 어렵다. 잘못인 줄 아는 데 못 고치고 반복되니 답답하다. 내 의지력이 이렇게 약했나 싶어 서글프다. 이럴 때 셋째 방법이 도움이 된다.

셋째, 정신을 집중할 수 있는 다른 무언가를 찾아라.

나는 어렸을 때부터 다이어트에 성공해서 날씬해지고 싶다는 강력한 목표가 있었다. 그리고 그 목표에만 집중하다 보니 음식에 더 집착하는 나를 발견할 수 있었다. 어느 순간 어리고 풋풋했던 시절을 다이어트 때문에 삭막하게 보냈다는 후회가 생겼다.

지금이라도 다이어트 외에 다른 무언가를 도전해 보고 싶은 생각이 들었다.

뒤에서 이야기하겠지만 그때부터 나는 하고 싶은 것을 하나씩 해나갔다. 자기 계발을 위해 책을 읽고 강연을 들으며 바인더를 꾸준히 작성했다. 일요일도 새벽부터 독서모임에 참석하기 위해 일찍 일어났고 다양한 사람을 만나며 자극받았다.

그리고 평소 관심 있던 자격증을 공부해 나갔다. 그렇게 획득한 자격증이 아로마 테라피, 천연 비누, 화장품 만들기, 채식 베이킹, 로푸드 강사 자격증 등 상당하다. 취미생활로 해오던 운동을 직업으로 만들고 싶어서 스피닝 강사 과정을 수료했다. 여태껏 다이어트만이 세상의 전부라고 생각했던 나였다. 그런데 알고 보니 이렇게 할 수 있는 것이 많고 다양한 즐거움이 존재했다는 것에 놀랐다.

먹고 싶은 욕구 낮추려면 콩 등 단백질 음식이 좋아

꼭 대단한 것이 아니어도 좋다. 음악 듣기나 동식물 키우기, 봉사활동 등도 도움이 된다. 해보기 전까지는 참된 재미를 알 수 없으니 무엇이든 실행하는 것을 추천한다. 그러다 보면 음식에만 쏠렸던 생각을 분산시킬 수 있고, 자연스럽게 일상생활을 하는 나를 발견할 수 있다. 스트레스를 풀고 나중에는 성취감까지 느끼니 일석이조가 아닐까?

넷째, 혼자서 극복하기 어려우면 주위 사람들에게 도움을 요청하라.

내가 다이어트에 반복적으로 실패했던 이유 중 하나는 모든 걸 혼자 해결하려기 때문이다. 다른 사람에게 완벽해 보이려는 욕심으로 도움이 필요한 상황에서도 말할 수 없었다. 하지만 다이어트의 성공은 주위에 나의 상황을 알리고 그들의 격려를 받았을 때 이루어졌다.

니코틴 중독이나 알코올 중독만 치료가 필요한 것이 아니다. 음식 중독도 본인의 노력으로 되지 않을 때는 치료를 받아야 좋다. 상황이 여의치 않다면 인터넷 커뮤니티를 통해 타인과 소통해도 좋다. 내 블로그에는 내 경험을 비롯해서 음식 중독을 이겨낼 다양한 방법이 소개되어 있으니 참고해보기 바란다. 물론 전문가의 개입이 필요할 수 있다. 무엇이든 혼자서 다 해결하려고 하지 말자.

아주 힘들다. 지친다. 하지만 할 수 있다. 불가능하지 않다는 것을 잊지 말고, 할 수 있는 만큼 최선의 노력을 해보길 바란다. 절대 포기하지 말자. 길은 분명히 있다.

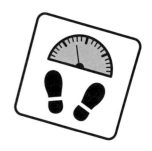

14
거짓 배고픔에 속지 말자

《프랑스 여자는 살찌지 않는다》

《프랑스 여자는 80세에도 사랑을 한다》

《프랑스 여자는 늙지 않는다》

《파리지엔은 남자를 위해 미니스커트를 입지 않는다》

　모두 프랑스 여자의 라이프 스타일에 대한 이야기를 담은 책들이다. 오래 전 모두가 파리지엔(파리 시민)에 열광했던 시절이 있다. 자연스러움에서 나오는 멋스러움을 가진 파리지엔의 이미지 때문에 나도 위에 나열한 책들을 읽은 기억이 난다. 특히 인상 깊은 책은《프랑스 여자는 살찌지 않는다》였다.

이 책의 저자인 미레유 길리아노는 10대 시절 교환학생으로 미국에 간다. 책 속에서 그녀는 미국 교환학생 시절 '끔찍한 재앙'을 겪었다고 고백한다. 불과 1년 만에 7Kg이 불어 뚱뚱한 '감자포대'가 되어버렸다. 그리고 그녀는 프랑스 전통 식이요법과 식습관을 통해 원래의 몸으로 돌아갈 수 있었다. 이 책에는 길리아노가 자신의 경험을 토대로 프랑스 여성이 맛있는 음식을 배불리 먹고도 살이 찌지 않는 이유에 대해 썼다.

음식 일기, 제철 음식, 물 하루 8잔 프랑스 여성의 살찌지 않는 법

그녀는 이 책에서 음식 일기를 쓸 것, 자연의 재료로 만든 제철 음식을 먹을 것, 좋은 물을 하루에 8잔 이상 마실 것 등 기본적인 생활 습관부터 다이어트에 도움이 되는 요리 방법까지 소개를 하고 있다.

특히 그녀는 프랑스 여성의 식습관 중 가장 중요한 것은 자신이 좋아하는 음식을 죄의식 없이 즐기는 것이라고 말한다. 배가 고플 때 허기를 달랠 수 있을 만큼의 적정량을 맛있고 즐겁게 먹으라고 한다.

결국 다이어트의 열쇠는 특별한 것이 아니라 우리 모두가 잘 알고 있는 기본에서 시작한다. 그런데 이것은 나에게 꼭 필요한 것이 아닌가?

나는 지나치게 먹는 것에 대해 스트레스를 받고 있었다. 스트레스를 받으면서도 정작 나의 식습관은 엉망이었다. 하루 종일 굶다가 저녁 늦은 시간에 기름지고 자극적인 음식으로 폭식을 했다. 밥 대신 초콜릿이나 쫀드기 등을 주식으로 먹기도 했다. 어쩌다가 다이어트 음식을 먹으면 칼로리를 따지느라 음식의 질은 생각하지 않았다. 게다가 먹는 스트레스 때문에 충분히 즐기면서 먹지 못했다.

그런데 무엇보다 나의 가장 큰 문제는 무엇이 잘못인지 알면서도 똑같은 패턴을 반복하는 것이었다. 알면서도 고치지 못하는 내 모습에 더 화가 났고 실망스러웠다. 이런 스트레스는 2차 폭식을 불러오기도 했다.

당시 나는 절식할 때, 거의 20시간을 공복 상태로 지내도 배고픔을 느끼지 못했다. 그러다가 긴장이 풀리거나 어느 시점이 되면 갑자기 배가 고파왔다. 음식물이 들어가기 시작하면 평균 2~3시간 동안 정신없이 먹기만 했다. 나는 배고픔을 담당하는 생체 내 신호체계에 이상이 생긴 상태였다. 배고픔 신호에 둔감해지면 포만감 신호도 둔감해진다.

그래서 나처럼 갑작스럽게 배가 몹시 고픈 현상이 생기고 결국 생리적인 배고픔을 충족시키는 이상으로 많은 양을 먹는다. 이때 계속 허기지고 무언가를 먹고 싶은 생각이 멈추지 않는데 이는 가짜 배고픔 때문이다.

배고픔에도 가짜와 진짜가 있다는 게 신기하지 않은가? 과연 가짜 배고픔과 진짜 배고픔을 어떻게 구분할 수 있을까?

가짜 배고픔은 보통 감정 욕구에 의해 나타난다. 갑자기 배가 고프기 시작하는데 참을 수 없을 정도로 강렬하다. 이때 먹고 싶은 음식은 달고 기름지고 자극적인 음식이다. 음식을 먹은 후에도 배는 부르지만 채워지지 않는 욕구 때문에 더 먹게 된다. 하지만 이렇게 먹고 나면 죄책감, 창피함과 같은 부정적인 감정을 느낀다.

그렇다면 진짜 배고픔은 어떻게 느낄 수 있을까? 진짜 배고픔은 머리나 감정으로 느끼지 않는다. 몸이 에너지를 달라고 말할 때, 그때가 진짜 배고픔을 느끼는 때다. 그래서 진짜 배고픔의 신호는 배에서 꼬르륵 소리가 나거나, 당이 떨어지면서 느껴지는 가벼운 두통, 속 쓰림 등 생리적 신호이다. 가짜 배고픔과 달리 서서히 배가 고파온다.

달고 짜고 매운 자극적인 특정 음식이 먹고 싶다기보다는 그냥 무언가를 먹고 싶다. 그리고 배가 불렀을 때는 만족감을 느끼고 숟가락을 내려놓을 수 있다.

생체 내 배고픔을 담당하는 신호가 고장 나버린 나는 어떻게

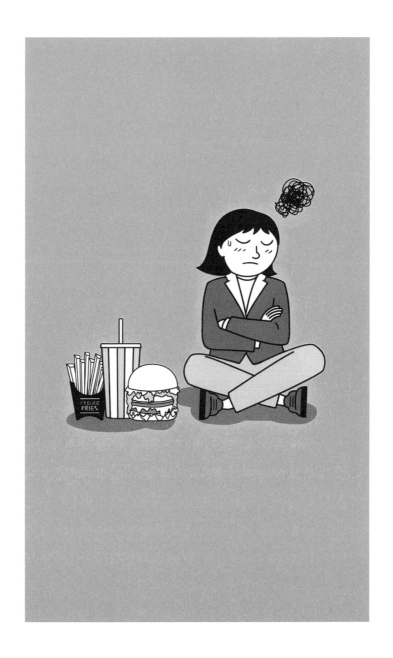

진짜 배고픔을 느끼게 되었을까? 악순환의 굴레에서 절대 빠져 나오지 못할 것만 같았던 나를 구해준 것은 '단식'이었다.

인터넷에 단식을 검색했을 때 사전적 정의는 '일정 기간 동안 특정 목적을 위해 음식과 음료의 섭취를 자발적으로 제한하는 행위'로 나온다. 배가 고프면 무언가를 먹는 것이 당연한 우리들에게 먹지 않는다는 것은 견디기 힘든 고통이다. 그럼에도 나는 단식으로 효과를 보았다. 단식을 통해 가짜 배고픔과 진짜 배고픔을 구별할 수 있었다.

그리고 단식은 내가 프랑스 여성처럼 질 좋은 음식을 맛있게 적당히 즐길 수 있게 해 주었다.

가짜 배고픔은 감정에서 유발 진짜 배고픔은 배에서 꼬르륵

우선 단식을 위해 폭식을 멈춰야만 했다. 폭식을 멈추기 위해 절식을 멈춰야 했다. 여느 때처럼 저녁 늦은 시간의 폭식을 끝내고 잠이 든 다음 날, 아침밥을 먹었다. 폭식을 한지 불과 5~6시간밖에 지나지 않아서 속이 매우 더부룩해도 일부러 아침밥을 챙겨 먹었다. 그리고 그날은 점심도 챙겨 먹었다. 중간중간 간식도 챙겨 먹었다. 그리고 정말 중대한 결심을 한다.

당분간 운동을 쉰다. 무리한 운동 때문에 폭식을 반복할 가능성이 있기 때문이다.

언젠가부터 운동은 나에게 숨 쉬는 것만큼 필수적이고 일상이 되었다. 눈 뜨면 운동을 하고 눈 감기 전에 운동하는 생활이었다. 그런데 운동을 하지 않았다. 그냥 집에 가서 저녁밥을 먹고 잠을 잤다. 처음에는 아침, 점심, 간식을 모두 챙겨 먹는데도 저녁이 되면 폭식을 했다. 감정에 의한 가짜 배고픔 때문이었다. 하지만 밥을 제때 챙겨 먹고 운동을 줄이면서 폭식의 횟수와 양이 조금씩 줄었다.

반대로 살은 점점 쪘다. 그나마 하던 운동을 멈췄고 먹는 양은 곱절이 되었기 때문이었다. 거울 속의 나를 보며 몇 번이나 차라리 예전의 절식, 폭식을 반복하던 시절이 더 낫지 않을까란 생각했다. 한 달에서 두 달 정도 시간이 흘렀을까? 이 뚱뚱이는 누군가 싫어질 때쯤, 단식을 시작했다.

매일 먹던 아침을 굶었다. 아침을 먹는 게 습관이 되어서 조금 허기짐이 느껴졌지만 참을 만 했다. 일하는 동안 입이 심심하고 무언가를 씹고 싶은 욕구가 생겼지만, 수시로 물을 마시면서 견뎠다. 배고픔이 느껴질 때마다 이게 진짜인가? 질문을 던졌다. 정말 참기 힘들 때에는 무설탕 껌을 씹기도 했다. 견디다 보니 저녁까지 공복을 유지할 수 있었다.

그리고 저녁이 되자 위장이 어느 정도 비워졌고 약간의 현기증이 느껴졌다. 냉장고 안에 자극적인 음식을 모두 없앴으므로 건강한 집밥을 먹었다. 기름지고 달고 짠 음식이 아니어도 충분히 맛있었다. '이게 진짜 배고픔이 가져다주는 만족감이구나, 내가 잘하고 있고나'란 생각을 하니 뿌듯했다.

이것이 시작이었다. 끼니를 챙겨 먹는다는 생각보단 배고플 때 먹자는 생각으로 생활했다. 어떤 날엔 아침, 점심을 굶고 저녁을 챙겨 먹을 때도 있고, 어떤 날엔 점심 한 끼만 먹기도 했다. 당연히 폭식도 했다. 하지만 폭식을 하고 난 다음 날엔 더욱 더 배고픔의 소리에 귀를 기울였다. 나를 자책하기 보다는 어떤 요인 때문에 폭식을 했는지 혹시 감정적인 스트레스가 있었던 것은 아닌지 돌아보았다.

운동도 다시 시작했다.

한참 쉬다 시작한 운동은 생활의 활력소가 되었다. 시간은 흘러갔다. 언젠가부터 꽉 끼던 옷들이 맞아갔다. 몸무게를 재지 않았지만 붓기가 많이 빠지고 탄력이 생기는 것을 느낄 수 있었다.

포기 않고 꾸준히 실천하고
조금씩 하면 늦더라도 목표 달성

나는 절대 모든 사람에게 단식을 추천하지 않는다. 그리고 이 방법이 모두에게 효과가 있다고 말하지도 않는다. 특히 어린아이, 노약자, 임신부, 수유여성은 오히려 단식이 위험할 수 있다.

특정 질환을 갖고 있거나 걱정되는 부분이 있다면 무작정 단식을 시작하기보다 전문가에게 충분한 상담을 받아보기를 권한다.

가짜 배고픔에서 진짜 배고픔으로 넘어오는 데에 아주 중요한 핵심 요소를 '조금씩' 그리고 '꾸준히'라고 생각한다. 그 과정에서 매 순간순간 느껴지는 절망감, 불안감을 떨쳐버리는 것은 매우 어렵다. 분명 힘들게 노력했는데도 다음 날 아침 일어났을 때 부어 있는 얼굴, 줄어들지 않는 뱃살을 바라보는 게 괴롭다. 이게 잘하는 건지 누구도 대답해 줄 수 없어 착잡하다. 하지만 경험자로서 확신한다. 조금씩 꾸준히 실천하면 결국 목적지에 다다른다. 도중에 조금 미끄러지고 길을 잘못 드는 것 모두 괜찮다. 제자리로 돌아올 수 있다. 그것은 실패가 아니다. 그냥 좀 늦을 뿐이다. 앞 장에서 보았듯이 수많은 다이어트에 실패한 나도 결국은 해냈다. 누구나 할 수 있다.

이솝우화 〈토끼와 거북이〉에서 결국 끝까지 포기하지 않은 거북이는 낮잠을 잔 토끼를 이길 수 있었다. 끝까지 포기하지 않는 것이 중요하다. 그런데 세상의 많은 토끼들에게도 말하고 싶다. 경주를 마무리한 거북이를 보며 절망만 하지 말라고 말이다. 승리도 중요하지만 끝까지 해내는 것이 더 중요하다. 그러니 지금이라도 일어나서 경주를 끝까지 완주하라!

15
유행하는 다이어트 식단, 효과가 있을까?

(!) "쟤는 왜 많이 먹어도 살이 안 찌지?"

누구나 한번쯤 이런 궁금증을 가져본 적이 있다. 똑같이 먹는데도 아니 심지어 나보다 더 많이 먹는 데도 살이 안 찌는 사람이 꼭 주위에 있기 때문이다. 다이어트를 위해 열심히 식이요법과 운동을 하다가도 이런 사람을 보면 사기가 꺾이기 일쑤다.

2018년 보건정보통계학회지에 따르면 다이어트에 도전하는 사람 7명 중 1명만이 1년 뒤 실제 감량에 성공한다고 한다. 동국대 경주병원 가정의학과 정휘수 교수팀이 2015년 국민건강영양조사 원 자료를 토대로 '최근 1년간 본인 의지로 체중 조절을 위해 노력한 적이 있다'고 응답한 성인 남녀 1687명을 분석한 결과이다. 분석에 의하면 체중 감량 노력을 한 사람 중 260명(15.4%)만이 체중이 감소됐다. 이 중에서도 다이어트를 시작하고 1년 후에 체중을 10kg 이상 감량한 사람은 단 26명으로 100명중 1~2명에 불과한 것으로 나타났다.

많은 사람이 다이어트를 하는 데도 체중 감량에 성공하지 못하는 이유는 무엇일까? 다양한 이유가 있겠지만 그중 하나는 본인에게 맞지 않는 방법으로 다이어트를 했기 때문이다. 흔히 유명인의 다이어트 성공 사례를 보며 무조건 똑같은 방법으로 관리하면 자신도 다이어트에 성공할 수 있을 거라고 생각한다. 그런데 그 방법이 자신에게도 효과적인지 따져봐야 한다. 그리고 다이어트 식단이나 운동법 등도 유행이 있다. 유행만 쫓아가다간 자신에게 맞지 않는 다이어트로 몸과 정신이 지칠 수 있다.

다이어트 도전자 통계
7명 중 1명만 성공

나는 유행에 굉장히 민감한 편이었다. 특히 다이어트에 있어서만큼은 더 그렇다. 내가 다이어트를 시작한 이후 시기별로 유행한 다이어트 식단이나 운동 10여 가지를 대부분 해봤을 정도다. 그중에는 효과도 있지만 오히려 잘못된 방법으로 자존감도 무너지고 건강 상태가 안 좋아진 경험도 있다. 과연 유행하는 식단이 효과가 있는지, 누구에게 추천할만한지 나의 경험을 바탕으로 이야기하겠다.

첫째, 저탄고지(키토제닉) 다이어트이다. 저탄고지 다이어트가 화제를 모은 건 2016년 MBC 다큐멘터리 〈지방의 누명〉이 방영되면서부터다. '저탄고지' '키토제닉'이라고도 불리는 이 다이어트는 밥이나 빵, 면 등 탄수화물은 거의 먹지 않고 대신 지방을 먹는 식이요법이다. 몸안에서 탄수화물 대신 지방을 에너지원으로 사용한다.

최근 2020년 6월 SBS 예능프로그램 〈집사부일체〉에서 사부로 출연한 엄정화가 저탄고지 식이요법으로 관리한다고 말해 다시 한 번 화제가 됐다. 그녀는 "살이 빠지기보다는 수면제를 오래 복용했는데, 저탄고지를 하고 나서 수면제를 끊었다"며 저탄고지 식이요법이 호르몬 밸런스를 맞춰 주는 식단이라고 이야기했다. 〈집사부일체〉 멤버들도 처음에는 "빵가루 없이 돈가스가 가능합니까?"라며 반신반의 했지만 맛을 보고난 후 "너무 맛있어서 미치겠다."는 반응을 보였다.

이것을 보니 예전 기억이 떠올랐다. 나와 남편 역시 〈지방의 누명〉이라는 다큐멘터리를 보고나서 꽤 충격을 받았다. 무엇보다도 다이어트를 하는 중에도 살이 찌는 음식으로 알려진 삼겹살, 버터, 돈가스, 피자 등을 맘껏 먹을 수 있다는 것이 신기했다. 당시에 저탄고지 다이어트가 유행하면서 대형 마트에서는 버터를 찾아볼 수 없을 정도였다. 우리 부부도 무염버터와 돼지껍질 튀김 과자, 키토 초콜릿 등을 대량 구매했다. 삼겹살을 버터에 구워 먹고 커피에 버터를 첨가해서 먹었다.

저탄고지 다이어트를 먼저 포기한 사람은 나였다. 꾸준히 로푸드, 자연 식물식을 했기 때문인지 기름기 많은 음식으로 세 끼를 챙겨 먹는 게 너무 힘들었다. 속도 불편했고 변비와 두통이 생겼다. 하지만 나와 달리 남편은 꽤 효과를 보았다. 저탄고지 식단 후 속이 든든해서 따로 간식을 찾지 않았고 덕분에 몸도 가벼워졌다고 말했다. 하지만 아무래도 저탄고지 식단을 유지하기 위해서는 번거로움이 많았다.

2003년 저명한 학술지 뉴잉글랜드 의학저널(New England journal of medicine)에 저탄수화물 식단이 저지방식에 비해 2배 가까운 체중 감량 효과를 보았다고 발표되었다. 또 고밀도(HDL) 콜레스테롤과 중성지방 수치 개선효과도 있다고 했다.

하지만 저탄고지 식단의 효과나 안전성에 대한 전문가들의 의견은 아직도 분분하다.

우리 부부의 경험상 저탄고지 다이어트를 위해서 무조건 지방이 많은 음식을 먹으면 좋지 않다. 지방도 몸에 좋은 게 있고 해로운 것이 있기 때문이다. 탄수화물을 줄이면서 채소는 충분히 먹고 최대한 좋은 지방을 섭취하는 것을 추천한다.

저혈압 어지럼 저혈당 사람 간헐적 단식하면 안 돼

둘째, 간헐적 다이어트다. 앞에서도 이야기했지만 나는 한때 배고픔을 담당하는 생체신호가 고장 났었다. 20시간을 굶어도 배가 고프지 않았다. 그리고 한번 음식을 먹으면 배가 터질 때까지 먹어도 배부름을 느낄 수 없었다. 그때 도움이 된 방법이 단식이었다. 그 후에도 간헐적 단식을 지키기 위해 노력했다. 간헐적 단식은 생활 속에서도 실천할 수 있는 장점이 있다. 방법이 다양해서 각자에게 맞는 유형을 선택하면 된다.

가장 보편적으로 '16:8'방법을 많이 선택한다. 16시간 단식하고 8시간은 식사를 한다. 16시간 단식하면 힘들어 보이지만 저녁을 오후 8시 안에 먹고 아침을 굶으면 16시간 단식이 가능하다. 8시간 안에 두 끼나 세 끼의 식사를 하면 된다. 식사를 할 때 음식을 가리지 않아도 되는 장점이 있다.

실제 간헐적 단식의 효과를 입증한 연구가 꽤 있다.

그중 하나는 2018년 미국 시카고 일리노이대학의 연구결과로 16:8 간헐적 다이어트 후에 체중이 3% 줄고 혈압 감소도 있던 것을 알 수 있다.

"방금 밥 먹었는데 또 먹으려고?"

"응, 7시까지만 먹을 수 있어! 1시간도 안 남았으니깐 먹고 싶은 걸 어서 먹어야 해!"

물론 간헐적 단식은 단점도 있다. 가장 위험한 단점은 폭식의 가능성이다. 시간에 너무 집착하면 8시간 동안 쉴 새 없이 먹는 자신을 발견할 수 있다. 간헐적 다이어트의 핵심은 '배고플 때' 먹는 것이다. 위장이 충분히 쉴 수 있는 시간을 주기 위함이니 시간에 너무 얽매이기보다 자신의 컨디션에 따라 조절하면 된다. 또 오랜 시간 공복을 유지해야 하므로 저혈압, 어지럼증, 저혈당 등이 있는 사람은 피하는 게 좋다.

셋째, 자연 식물식 다이어트이다.

"밥 대신 과일을 먹는 거야? 과일에 당이 얼마나 많은데… 차라리 배불리 밥 먹는 게 낫겠다!"

"과일만 먹으면 단백질은 어떻게 보충해?"

자연 식물식은 내가 로푸드를 공부하면서 자연스럽게 관심을 가진 다이어트 방법이다. 단어 그대로 식물성 식품만을 먹는다. 내가 자연 식물식을 하면서 가장 좋았던 점은 배부르게 먹어도 속이 편하고 변비가 없어졌다. 하지만 내가 끼니 대신 먹는 음식들을 보면 모두 다 한마디씩 했다. 자연 식물식을 할 때 어려운 환경과 주변의 부정적인 시선 때문에 사회생활을 하면서 자연 식물식을 이어가는 것이 조금 어려웠다.

그러나 지금은 예전에 비하면 자연 식물식이 많이 알려져 있다. 《어느 채식의사의 고백》《맥두걸 박사의 자연 식물식》 등의 책을 쓴 존 맥두걸 박사와 《다이어트 불변의 법칙》《나는 질병 없이 살기로 했다》 등을 쓴 하비 다이아몬드를 비롯하여 국내에서는 황성수 박사, 유튜버 오공삼 등이 자연 식물식을 알리는 데 큰 역할을 했다.

대부분의 책이 자신의 경험을 바탕으로 써서 쉽게 읽힌다. 관심이 있으면 관련 책의 독서를 추천한다.

자연 식물식을 하면서 가장 조심할 것은 너무 적은 양을 먹을 수 있다는 점이다. 주로 각종 과일, 고구마, 감자, 옥수수 등을 먹는 데 모두 수분을 많이 함유해 소량만 먹어도 배가 부르다. 그래서 다이어트 중이라는 이유와 배가 부르다고 충분한 양을 먹지 않을 가능성이 크다. 하지만 덜 먹으면 충분한 칼로리 섭취가 되지 않아 장기적으로 보면 몸에 무리가 될 수 있다.

저탄고지 팔레오 식단 등
생활습관 따져보고 선택

내 경험상 이렇게 먹어도 될까 싶을 정도로 많이 먹는 게 좋다. 소화가 잘되므로 걱정하지 않아도 된다. 너무 급하게 먹거나, 제대로 씹지 않거나, 아주 적게 먹으면 식후 공복감을 더 잘 느낄 수 있다. 자연 식물식을 제대로 하기 위해서는 탄수화물을 먹으면 살이 찔지도 모른다는 불안감을 내려놓아야 한다.

이외에도 구석기 시대 식단이라고도 불리는 '팔레오 식단', 지중해 지역 사람들의 식단을 따라하는 '지중해 식단' 등 다양한 이름의 다이어트 식단이 있다.

인간은 늘 새로운 것을 추구하고 널리 퍼트리려는 습성을 지녔다고 한다. 그래서 유행은 멈추지 않고 계속 변한다. 다이어트 시장도 마찬가지다.

비슷하지만 조금씩 차이가 나는 다이어트 방법이 새로 생기고 퍼지고 없어진다.

새로운 다이어트 방법이 유행하면, 독일 그림형제의 동화 《피리 부는 사나이》의 피리 부는 사나이에게 이끌려 쥐나 아이들처럼 맹목적으로 따라나서는 사람이 많다. 본인의 생활 습관은 고려하지 않은 채 무조건 따라하다가 결국은 '효과 없다!'며 포기하곤 한다. 앞으로는 무조건 유행하는 다이어트 방법을 따르기보다 자신에게 맞는 방법일지 딱 한 번만 더 생각해 보는 게 어떨까? 그러면 새로운 다이어트 방법을 시도하며 지치는 몸과 마음을 조금이라도 줄일 수 있다.

16
내가 먹는 것이 나를 만든다

음식의 참다운 맛을 아는 사람은 폭식을 하지 않으며, 그 맛을
모르는 사람은 폭식가임을 면할 길이 없다. 입에 들어가는 음
식이 사람을 천하게 만드는 것이 아니고, 음식을 먹을 때 탐욕
스러운 식욕이 그를 천하게 한다.

_헨리 데이비드 소로 《월든》 중

1845년, 헨리 데이비드 소로는 미국 매사추세츠 주의 콩코드에

있는 월든 호숫가에 통나무집을 한 채 짓고 살기 시작했다. 하버드대학교를 졸업하고 교사로 일을 한 적 있던 소로는 촉망받는 미래를 앞두고 월든 호숫가에서 2년여 간 홀로 살면서 직접 경작한 곡물을 먹고 돈이 필요할 땐 목수나 막노동 일을 했다. 사람들은 그를 '괴짜' 혹은 '낙오자'라고 불렀다. 하지만 그는 일반 사람과는 다른 길을 갔다.

불멸의 고전이라고 불리는《월든》의 이야기다.

나는《월든》을 읽으며 편하게 살 길을 떨치고 굳이 어려운 길을 택해서 사는 그가 신기했다. 아마 예전 같으면 이상한 사람이라고 생각하며 책을 금방 덮었다. 그런데 이 책을 펼쳤을 당시 지푸라기라도 잡고 싶은 심정이었다. 계속된 다이어트 실패로 자존감도 낮아지고 생활의 활력도 없었다. 이 시기에 만난 소로는 나의 삶의 방식을 많이 변화시켰다.

맛을 아는 사람은 폭식 안 해
흡입은 본연의 맛 느끼지 못해

소박하고 절제된 생활을 하며 호숫가에서 참된 기쁨을 느끼는 그의 모습은 나와는 대조적이었다. 특히 음식에 대한 그의 말은 큰 충격을 주었다. 생각해 보면 나는 음식을 먹을 때, 먹는 행위에 집중을 하느라 음식 본연의 맛을 느끼지 않고 있었다. 또 넘쳐

오르는 식욕을 주체하지 못했다.

또 소로는 음식에 치는 과다한 양념도 부정적이었다. 음식에 지나치게 양념을 치면 독이 되고, 진수성찬은 바람직하지 않으며, 검소한 생활과 단출한 식사가 더 아름답다고 말했다. 맵고 달고 짠 자극적인 음식에 길들어 있던 나에게 하는 말이었다. 양손 가득 음식을 사서 맛을 느낄 새도 없이 빠르게 흡입했던 나는 검소와 거리가 멀었다.

조금 번거롭더라도 자연스럽게 생활하는 그의 모습에 참다운 행복이란 건 저런 걸까 싶었다. 그의 생활 방식은 세상 속의 미의 기준에 맞추려고 발버둥을 치던 나와 정반대였다. 있는 그대로 자연 그대로 살아가는 삶의 방식이 부러웠다.

이때 관심을 갖은 것이 로푸드(Raw Food)였다. 로푸드란 말 그대로 익히지 않고 생으로 먹는 음식이다. 로푸드의 핵심은 효소를 파괴하지 않는 것이다. 효소는 신진대사에 중요한 역할을 하는 단백질로 노폐물의 배출, 소화, 흡수, 해독 등을 원활하게 한다. 그러므로 효소가 부족하면 살이 잘 찌고 피곤하며 신경통 등의 증상이 나타난다.

효소는 섭씨 46도 이상의 온도에서 완전히 파괴된다. 그러므로 대부분의 음식은 열에 조리하고 가공하는 과정에서 효소가 사라진다. 하지만 로푸드는 열을 가하지 않고 조리하므로 효소가 풍부한 상태로 먹을 수 있다.

처음에 로푸드라며 내가 먹은 것은 그저 과일, 쌈 채소 등으로 한정되었다. 그런데 인터넷이나 TV를 통해 접하는 로푸드는 화려했다. 스파게티, 피자는 물론이고 김밥, 라자냐, 햄버거까지 도저히 가열과정 없이 만들었다고는 믿기지 않았다. 결국 나는 로푸드 협회에 문의하여 관련 수업을 듣고 자격증을 땄다. 광주에는 로푸드 수업이 없어 1주일에 한 번 서울까지 다녀와야 했다. 월요일부터 토요일까지 약국 근무를 하고 일요일에는 새벽부터 서울로 갔다. 가서 3~4시간의 수업을 듣고 다시 광주로 돌아왔다. 주위에서는 힘들지 않으냐며 걱정했지만 오히려 힘이 생겼다. 토요일이 되면 다음 날 서울에 가서 로푸드에 대해 공부하고 실습할 생각에 설렜다.

새로운 것을 공부하니 즐거웠다. 더구나 그동안 나를 괴롭혔던 식습관의 잘못된 점을 깨닫고 고치는 과정이 신났다. 어떤 노력을 해도 안 바뀌던 식성은 무엇이 잘못되었는지 확실히 깨달으니 저절로 바뀌었다. 저녁마다 먹던 튀긴 음식, 치킨, 피자 등을 먹지 않아도 특별히 생각나지 않았다. 게다가 로푸드는 맘껏 배불리 먹어도 속이 편했다. 그동안 나는 혈액 순환이 잘 안되고 노폐물이 쌓여 수족냉증이 있었다. 로푸드 음식을 먹은 후로 로푸드 안의 효소가 장내 세균을 활성화 시켜주었는지 몸이 따뜻해짐을 느낄 수 있었다.

물론 처음부터 로푸드가 몸에 맞지는 않았다. 그동안 음식을 제대로 씹지 않고 허겁지겁 먹는 습관이 있었다. 그런데 로푸드는 익히지 않은 채로 먹기 때문에 충분히 씹어야만 위장에 부담이 되지 않는다.

처음엔 평소 먹던 대로 먹었다가 소화도 잘되지 않고 가스만 많이 차서 며칠을 고생한 기억이 있다. 턱도 아파서 어디 잘못된 건 아닌가 싶었다.

그런데 시간이 지나면서 익숙해지자 로푸드 외에 다른 음식을 먹을 때도 충분히 씹어 먹었다. 그러자 음식을 천천히 먹게 되고 같은 양을 먹어도 포만감을 더 잘 느꼈다.

몸을 바꾸고 싶으면
먼저 먹는 음식 바꿔야

나는 하루 세 끼를 완전히 로푸드로 바꾸지 않았다. 사회생활을 하면서 모든 식단을 로푸드로 바꾸기는 어려운 일이다. 실제로 로푸드 식단을 하는 사람들 대부분도 전체의 50~70% 정도를 로푸드로 구성한다. 간단하게 아침 식사 대신 그린 스무디를 마시거나 하루 한 끼를 간단하게 로푸드를 먹는다. 나는 임신 후에도 하루 한 번은 샐러리주스나 그린 스무디를 먹으려고 노력 중이다. 덕분에 임신 후 겪는 변비도 심하지 않았고 빈혈 증상 없이 잘 지내고 있다.

로푸드, 채식, 비건 등에 대해 공부하면서 '먹는 것이 곧 나다'임을 깨달았다. 조금만 생각해 보면 우리가 먹은 음식이 우리 몸을 구성하므로 먹는 것에 따라 달라진다는 말은 당연하다. 그동안 몸에 안 좋은 음식을 먹으며 얼마나 나를 학대했는지 반성했다. 내가 먹었던 과자, 초콜릿, 젤리 등이 내 몸속의 피, 뼈, 살이 되었다고 생각하니 끔찍했다. 지금 나의 몸은 그동안 먹은 것과 그리고 지금 먹고 있는 것의 결과물이다. 몸을 바꾸고 싶다면 먼저 먹는 것을 바꿔야 한다.

로푸드를 통해 삶의 의욕이 생겼다.

로푸드, 비건, 채식 등 관련 공부가 재밌으면서 자격증까지 생기니 무언가 해냈다는 성취감이 들었다. 그 이후로 디톡스 주스& 스무디 자격증, 비건 베이킹까지 공부하였다. 먹는 것을 공부하다 보니 내 피부에 닿는 것도 자연물로 바꿔보면 어떨까 하는 생각이 들었다. 그래서 천연 화장품, 천연비누, 아로마 테라피를 공부해서 자격증까지 획득했다.

혹시 나처럼 무엇이 잘못되었는지 알지만 실행하지 않는 사람이 있다면 공부를 권한다. 우리 몸의 신진대사가 어떻게 이루어지고, 먹은 음식이 어떻게 작용하고 영향을 끼치는지 제대로 공부하는 거다. 그 후에는 아마 무엇을 먹든 한 번 더 생각하는 자신을 발견할 것이다.

17
살을 저절로 빼주는 약이 있다고요?

(!) '비만세'(Fat Tax)라는 것을 들어본 적이 있는가? 지방이 다량 함유됐거나 당분이 많은 탄산음료, 고열량음식, 가공식품 등 비만증을 유발하는 원인이 되는 제품에 별도로 부과하는 특별한 세금이다. 2011년 덴마크를 시작으로 프랑스, 영국, 멕시코, 미국 등 비만세를 도입하는 국가가 늘고 있다.

'비만세' 외에도 세계 여러 나라에서 비만을 방지하기 위해 국가가 개입하고 있다. 일본은 2008년부터 '메타보법'을 제정하였

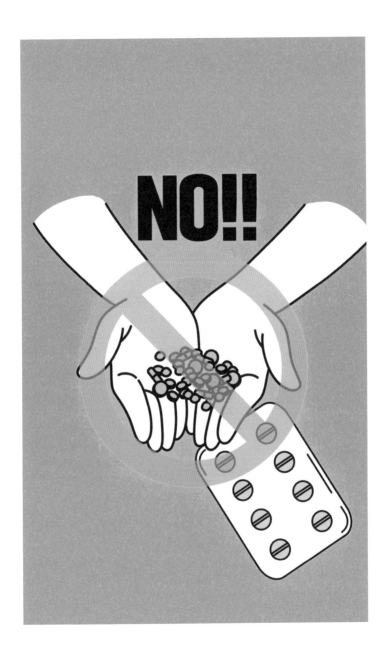

다. 직장에서 근무하는 40세 이상 성인에게 매년 허리둘레를 측정해야 할 의무를 부여했다. 법에서 정한 범위를 넘으면 벌금을 내야 한다.

프랑스는 2016년부터 'soda tax제'를 도입해서 탄산음료 소비를 억제했다. 그리고 2017년에는 탄산음료 무제한 리필을 법으로 금지하였다.

영국의 런던은 2019년부터 지하철이나 버스, 기차, 노면전차 등 모든 대중교통에서 햄버거, 초콜릿, 탄산음료 등의 정크 푸드 광고를 금지했다.

우리나라도 비만 예방을 위한 법규가 있다. 2018년 어린이 식생활안전관리 특별법에 따라 교내 매점이나 자판기에서 혼합음료, 유산균 음료, 과일 채소 음료, 주스, 고(高)카페인 유제품 및 일반 커피 등을 판매하지 못한다. 오후 5~7시에는 TV방송을 통한 광고도 제한하고 있다. 2013년에는 비만세 관련 법안이 국회에 제출되기도 했다.

'비만세' 영국 프랑스서 시행
대중교통서 정크 푸드 광고 금지

물론 이런 규제에 대해 '뚱뚱할 권리'도 있는 게 아니냐며 우려와 반대의 시선을 보내는 이들도 있다. 하지만 비만이 우리나라를 비롯해 전 세계적인 이슈인 것은 피할 수 없는 사실이다.

실제 우리나라의 비만 증가율이 심상치 않다. 보건복지부가 발표한 '해외 주요 국가 비만율과 비만관리 정책 현황'에 따르면 2016년 기준 34.8%이던 우리나라의 비만율이 2022년에는 41.5%에 이를 것으로 예상된다. 또 2018년 국민건강보험공단이 발표한 '비만의 사회경제적 영향' 연구에 따르면 비만으로 인한 사회경제적 손실이 지속적으로 증가해 2016년 기준 11조 4,679억 원으로 나타났다. 특히 진료비의 경우 3년 사이 1조 5,000억 원 이상 상승했다.

만약 먹기만 하면 살이 저절로 빠지는 약이 있다면?

개인뿐만 아니라 국가적으로도 이득이 될 수 있지 않을까?

약국에서 근무하다 보면 살 빼주는 약 즉 '체중조절약'을 처방받아 오는 사람이 꽤 많다. 피부과처럼 미용과 관련된 과목은 물론이고 내과, 산부인과 심지어 소아청소년과에서도 '체중조절약'을 처방해 준다. 사실 '체중조절약' 중 전문의약품으로 분류되는 약의 대부분이 BMI(체질량지수·Body Mass Index) 지수가 30 이상인 사람을 대상으로 한다. 그런데 약국에서 '체중조절약'을 받아가는 사람 중 대부분은 표준체중을 가졌거나 오히려 정상보다 좀더 마른 경우가 많다.

인터넷에는 미적 기준에 중점을 둔 '미용체중표'가 있다. 예를 들어 키가 160cm 정도인 사람의 표준체중은 56.3kg 정도이다.

하지만 예쁘게 보이는 미용체중은 47.4kg에 불과하다. 그리고 '체중조절약'을 처방받을 수 있는 BMI지수 30에 해당하는 몸무게는 76.8kg이다. 실제로는 미용체중이 아닌 표준체중에 가까운 사람이 약을 처방받고 복용하는 경우가 많다.

나는 예뻐지고 싶고 날씬해지고 싶은 욕구를 누구보다 잘 이해한다. 그리고 약의 도움이 필요하면 복용을 막고 싶진 않다. 하지만 모든 약은 효과가 있는 동시에 부작용이 있는 게 문제다. 그러므로 도움이 필요하면 전문가의 처방을 받아야 한다.

아무튼 '체중조절약'을 복용 중인 사람과 처방 받기를 원하는 사람에게 꼭 전해 줄 세 가지가 있다.

첫째, 약물치료는 보조 치료법이라는 것을 잊지 말자.

체중 조절을 위해서 기본적으로 먹는 양을 줄이고 활동량을 늘려야 한다. 식이 조절과 운동 교정을 기본으로 하면서 약물의 도움을 받아야 한다. 그런데 약을 먹으면 바로 살이 빠진다고 생각하는 사람이 많다. 약국에 와서 약을 먹는 대도 살이 안 빠진다며 속상해하는 사람에게 물어 보면 대부분 먹는 것은 그대로 먹으면서 활동량을 늘리지 않고 있다.

"약사님, 약을 끊었더니 다시 살이 쪘어요! 전 이제 평생 약 먹어야 되나요?"

"혹시 식이 조절이나 운동은 따로 하셨어요?"

"아니요! 그거 안 하려고 돈 들여서 약 먹는 건데요."

식욕 억제제를 처방받아 먹는 양이 줄어드니 초기에는 살이 빠질 수 있다. 하지만 적절한 운동과 건강한 식사 습관이 자리 잡지 않으면 식욕 억제제를 중단한 후 다시 예전의 체중으로 돌아간다. 식욕 억제제로 살이 빠진 상태를 유지하려는 건 매우 위험하다. 의존성이 생길 뿐만 아니라 심각한 심장병이나 폐동맥, 고혈압 등 치명적인 부작용이 생길 수 있다.

식욕억제제 4주 먹어도 체중 안 줄면 복용 중지

둘째, 본인이 먹는 약에 대해 제대로 알자.

늘 동일한 약을 처방받아 오는 손님을 접할 때, 약사로서 어려운 부분이 있다. 바로 복약지도 이다. 보통 이런 경우는 본인의 약에 대해 잘 알아 상세한 복약지도를 싫어한다. 시간만 낭비하기 때문이다. 그래서 "불편한 점은 없으셨어요?"라는 식으로 간단히 질문을 하거나 약을 잘 복용하는지 확인하는 정도로 마무리한다. 이는 '체중조절약'을 처방받는 경우에도 적용된다. 약의 특성상 남들 앞에서 약에 대해 이야기하기를 꺼려한다. 그런데 가끔 본인의 약에 관해 잘못 아는 사람이 있다.

"어? 지방 흡수 억제제가 벌써 떨어졌어요?"

"네, 매일 하루 세 번 먹다 보니 금방 먹던데요?"

지방 흡수를 억제한다는 이야기에 음식 먹을 때마다 지방 흡수 억제제를 먹던 분이 계셨다. 게다가 이 분은 주로 탄수화물이 가득한 음식을 먹어 살이 찐 경우였다. 지방 흡수 억제제는 음식물로 섭취한 지방을 분해하는 효소를 차단한다. 그래서 섭취한 지방이 체내로 흡수되는 것을 줄이고 밖으로 배설시킨다. 그러므로 이 약은 삼겹살이나 피자 등 지방이 많은 음식을 섭취하기 전, 후로 먹어야 좋다. 기름기 없는 샐러드를 먹을 때는 굳이 챙겨 먹을 필요가 없다. 오히려 복부 팽만감, 지용성 비타민 흡수 저해 등 부작용을 겪을 수 있다. 자세한 설명을 듣고 나자 지금까지 괜히 약을 먹었다며 아쉬워했다.

"약사님, 수면 유도제도 한 통 주세요."

"잠을 못 주무세요? 혹시 이 약을 드시고부터 못 주무신 거 아니에요?"

"아, 그런가? 이 약 때문에 잠이 안 올 수도 있어요?"

식욕 억제제의 가장 흔한 부작용 중 하나가 불면증이다. 그런데 그걸 모르고 거기에 먹는 약을 더 추가하려고 했다. 이것이야말로 불난 집에 부채질하는 꼴 아닐까? 이런 경우에는 약의 용량을 조절하거나 심한 경우 중단할 수도 있다. 반드시 전문가와 상의하자.

적어도 본인이 먹는 약이 어떤 약인지, 어떻게 작용하는지, 부작용이 무엇인지 정도는 알아야 한다. 충분한 설명을 듣지 못했거나 이해가 안 되는 부분이 있으면 재차 물어보자.

셋째, 처음부터 목표를 무리하게 설정하지 말자.

'대한비만학회 치료 지침'에 따르면 약물치료는 비만으로 건강에 문제가 생기거나 3~6개월간 식사 조절이나 운동을 해도 체중이 줄지 않을 때 병행해야 한다. 그리고 식욕 억제제를 4주 정도 복용해도 체중 감량이 나타나지 않으면 복용을 중지해야 한다. 만약 체중 감량이 있으면 4주 이상 복용이 가능하다. 하지만 이 경우에도 전문가와 상의가 필요하고 최대 3개월 이상은 복용을 안해야 한다.

"저 약 하루 세 번 먹어도 될까요? 한 번만 먹으니 더이상 살이 안 빠져서요."

"혹시 전에 받았던 다른 식욕 억제제가 있는데 함께 먹어도 될까요? 더이상 살이 안 빠져서요. 두 가지를 함께 먹으면 더 잘 빠지지 않을까요?"

"이거 먹으면서 운동하면 한 달에 10kg 뺄 수 있을까요?"

돈 잃으면 조금 잃지만
건강 잃으면 전부 잃는 것

위의 질문에 대한 대답은 모두 "NO!"다. 너무 무리한 목표를 설정하고 욕심부리는 것은 다이어트에서 가장 피해야 할 적이다.

다이어트는 평소에 실천하고 지속할 수 있는 식단을 챙겨 먹고 운동하는 것이 중요하다.

제1장과 제2장에서 나의 다이어트 경험 이야기를 읽은 사람은 욕심이 불러오는 위험성을 충분히 알았을 것이다. 자신이 평소에 먹는 음식량과 운동량을 고려해야 한다. 너무 많이 한 번에 바꾸려면 실행하기 어렵다. 실패했을 때 자존감마저 하락한다. 다이어트는 반드시 멀리 보고 생활 습관을 고치는 것을 목표로 해야 한다.

나는 오늘도 약국에서 '체중조절약'을 조제했다. 거의 날마다 식욕 억제제, 지방 흡수 억제제, 대사 촉진제, 이뇨제 등을 처방받는 사람들을 본다. 그리고 약의 도움을 받고서라도 체중을 줄이고 싶은 마음에 공감한다. 하지만 한편으로는 내가 그들에게 정확한 정보전달을 하고 건강 증진에 도움을 주는지 늘 고민한다. 이 책을 읽는 사람은 꼭 제대로 알기를 바란다. 그리고 건강한 방법으로 건강한 다이어트에 성공하기를 진심으로 바란다.

돈을 잃으면 조금 잃은 것이요. 명예를 잃으면 반을 잃은 것이요. 건강을 잃으면 전부를 잃은 것이다.

_비스마르크

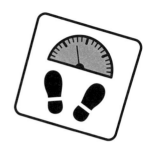

18

영양보충제, 꼭 먹어야 할까?

"약사님, 다이어트 중에 오메가3가 도움 된다고 들었어요. 어떤 제품이 좋나요?"

"약사님, 운동하니깐 다리에 경련이 생겨요. 혈액 순환제 추천해 주세요."

"약사님, 운동할 때 아르기닌 먹으라고 하던데, 그게 뭐예요?"

약국에서 근무할 때 영양제 상담을 많이 한다. 많은 사람이 다이어트를 하면서 영양제가 필요한지, 필요하다면 어떤 종류의 영양제를 먹어야 할지 궁금증을 갖고 있다.

한국건강기능식품협회는 시장 분석을 위해 전문 리서치업체를 통해 매년 전국 5,000가구를 대상으로 패널조사를 실시하고 있다. 최근 3년간의 데이터로 파악한 2019년 건강기능식품 시장 규모는 전년 대비 3.5% 성장한 4조 6,000억 원으로 조사되었다.

웰니스 트렌드 리포트(Wellness Trend Report) 2019에서는 사람들이 건강기능식품을 섭취하는 이유를 조사했다. 1위는 건강유지(증진) 목적이었고 2위 면역력 향상, 3위 피로회복, 4위가 아내와 부모 등 주변의 권유, 5위가 체중 조절을 위해서라고 밝혀졌다.

관장 반복 땐 직장신경 저하
대변 배출능력 떨어져

이를 보면 다이어트를 위해서 그리고 다이어트 중 생기는 피로함 등을 줄이기 위해 많은 사람이 영양제를 찾는다는 것을 알 수 있다. 하지만 영양제가 좋다는 이유만으로 먹다 보면 끝이 없다. 그리고 한편에서는 영양제를 복용하는 것이 좋다고 이야기하지만, 다른 한편에서는 도움이 되지 않는다고 말한다. 게다가 영양제마다 함량도 다르고 가격도 천차만별이다. 도대체 어떤 기준으로 무엇을 먹어야 할지 막막하다.

나도 약사 경력이 길지 않았을 때는 영양제를 마치 만병통치약처럼 생각했다. 오메가3, 유산균, 식이섬유, 종합비타민, 혈액 순환제, 칼슘제, 단백질 보충제, BCAA, 아르기닌, 비타민C 등이 다이어트에 도움이 된다면 모두 챙겨 먹었다. 그렇게 매일 복용하는 영양제는 점점 늘어갔다.

과연 나는 건강해졌을까? 다이어트에 성공했을까? 그렇지 않았다. 오히려 영양제를 먹는다는 생각에 식사를 제대로 챙겨 먹지 않았고, 빈속에 먹은 약들로 속이 불편했다. 몸에 좋은 것을 잘 챙겨 먹는데도 불면증과 피로감은 없어지지 않았다.

시간이 흐르면서 지식과 경력이 쌓였고 이제야 그 시절 나의 문제점을 알게 되었다. 영양제 섭취의 기본은 잘 먹는 것이다. 영양제를 잘 챙겨 먹으면 정상적으로 인체기능이 돌아가는 데 도움이 될 수 있다. 그렇다고 영양제가 모든 병을 치료해 주지 않는다. 밥도 많이 먹으면 체하듯 영양제 역시 무분별하게 많이 먹으면 탈이 날 수 있다.

따라서 영양제를 먹기 전에 반드시 자신에게 가장 필요한 부분이 무엇인지 생각해야 한다. 만약 생활 습관의 교정이 필요하면 영양제의 도움과 함께 본인도 노력해야 한다.

많은 사람이 영양제를 과신한 나머지 나와 같은 잘못을 저지르는 것을 보았다. 좋은 결과를 바라고 먹은 영양제가 오히려 부작용을 불러온다. 그 뒤로는 "영양제는 아무 필요 없다" "난 영양제 먹으니 더 안 좋더라" 등 영양제에 대한 부정적인 편견이 생긴다.

한번 영양제에 대한 불신이 생긴 사람은 영양제가 정말 필요할 때도 거부한다. 이런 일이 있을 때마다 약사로서 안타깝고 속상하다. 그래서 나는 약사로서의 지식과 다이어트 경험을 바탕으로 다이어트 할 때 도움이 될 영양제 몇 가지를 소개하겠다.

첫째, 식이섬유와 유산균이다.

"관장약 20개 주세요."

"많이 구입하시네요. 혹시 직접 사용하시나요? 자주 쓰시는 편이세요?"

"사실, 이제 관장약이 아니면 화장실을 못 가요."

실제 다이어트를 하면서 겪는 불편함 중에 변비가 대표적이다. 음식물 섭취량이 적어지면서 변이 적게 만들어지기 때문이다. 더구나 대장에서는 계속 수분을 흡수하기 때문에 대변이 대장에 오래 머물러 있으면 점점 단단해진다. 변보기가 더 힘들어지고 급기야는 항문 부위가 찢어지는 치열이 생기기도 한다.

그렇다고 관장약이나 장 청소약 등을 사용해 장을 억지로 비우는 것은 매우 위험하다. 관장약은 변을 보관하는 기관인 직장을 인위적으로 자극하기 때문이다. 관장을 반복하면 항문과 직장 신경의 감각이 무뎌지고 직장 스스로 운동해서 변을 배출하는 능력이 떨어질 수 있다.

이때 식이섬유가 포함된 유산균 또는 식이섬유가 도움이 된다. 칼로리가 낮지만 포만감이 높고 지방을 흡착하는 식이섬유는 다이어트 식이요법의 기본이다. 또 식이섬유는 장 속에서 40배까지 불어나 대변의 부피를 늘려 장의 연동 운동에도 도움이 된다. 평소 식이섬유가 풍부한 음식을 먹어야 좋지만, 여건이 안 되면 영양제 섭취를 추천한다. 요즈음엔 키토산, 차전자피 등의 식이섬유를 먹기 쉽게 캡슐 형태로 만든 영양제가 많다.

식이섬유는 장 연동운동에 효과
차전자피 등 캡슐 형태도 있어

그리고 여기에 유산균까지 추가하면 식이섬유가 유산균의 먹이역할을 하며 유산균의 증식을 도와 일석이조다. 유산균 복용으로 장 내 유익균이 많아지면 장운동이 촉진되어 배설, 소화, 영양소 흡수 등이 원활해진다.

나는 매일 아침 샐러리 주스를 마신다. 가끔 케일, 바나나, 키위 등이 들어간 그린 스무디로 아침을 대체한다. 바쁜 날이나 미처 스무디를 준비하지 못하면 차전자피 식이섬유가 포함된 유산균을 먹는다. 만성 변비였던 나는 이러한 생활 습관으로 임신 후에도 배변활동이 원활해 잘 지내고 있다. 이제 변비약, 관장약, 장청소약과 이별을 할 때가 왔다.

둘째, 종합비타민이다. 흔히 다이어트를 할 때 탄수화물, 지방, 단백질을 매우 중요하게 생각하고 적정량을 먹기 위해 신경 쓴다. 나도 개인 트레이닝을 받던 시절, 아침마다 저울에 현미밥과 닭 가슴살의 무게를 측정하며 철저하게 식이 조절을 했다.

그런데 우리 몸을 공장으로 비유하면 탄수화물, 지방, 단백질은 공장의 부품이고 비타민과 미네랄은 공장을 돌리는 연료라고 할 수 있다. 아무리 공장에 부품이 많아도 연료가 없다면 공장은 돌아갈 수 없다. 즉, 탄수화물, 지방, 단백질을 제대로 섭취해도 비타민과 미네랄이 공급되지 않으면 공장이 가동되지 않는다.

특히 다이어트가 지속될수록 피로감이 많이 쌓이는데 이때 비타민B군이 도움이 된다. 비타민B군은 여러 종류가 톱니바퀴처럼 함께 작용하기 때문에 복합제로 선택하는 게 좋다. 요즘은 비타민B군이 고함량으로 들어 있는 종합비타민도 있으니 구입할 때 확인하면 좋다.

셋째, 비타민C이다. 2007년 고려대 식품공학과 서형주 교수팀이 비만 대학생 71명을 대상으로 비타민C의 다이어트 효과를 입증했다. 임상실험 결과, 별도 운동과 식이요법 없이 비타민C만 섭취해도 체중이 0.9kg 감소한 것을 알 수 있고 식이섬유와 비타민C를 함께 섭취했을 때는 평균 4.1kg이 감소했다.

"약사님! 비타민C 메가도스 요법을 하고 나서 피부가 환해졌어요! 화장실도 잘 가고!"

한때 비타민C 메가도스 요법이 유행한 적이 있다. 이 요법은 비타민C를 하루 권장량보다 10~20배까지 섭취한다. 비타민C의 효과를 극대화시켜 면역력 증가 등에 도움을 줘 지금까지 많은 사람이 따라하고 있다.

비타민C는 우리 몸에서 많은 역할을 한다. 특히 스트레스를 받으면 분비되는 코르티솔의 수치를 정상화 하는 데 필요하다. 그래서 다이어트 중 스트레스 받고 지친 몸의 회복에 도움이 된다. 또 콜라겐이 합성하는 데 꼭 필요한 보조인자이며 멜라닌 색소를 억제해 기미와 주근깨를 없애기도 한다.

신선한 식재료와 건강 식단
규칙적인 식사가 최고 명약

비타민C를 복용한 후로 몸 컨디션이 좋아졌다는 사람이 많아지자 나도 평소보다 많은 양을 먹기 시작했다. 정말 피로감이 많이 줄고 피부가 좋아지는 것 같았다. 그런데 '모 아니면 도' 결코 중간을 모르는 나의 성격이 또 발동했다. 효과가 좋으니 점점 함량을 늘려가다 결국 설사와 속 쓰림으로 한동안 영양제 복용을 중단했다. 영양제 복용에도 '과유불급'은 늘 잊지 말아야 한다.

위에서 언급한 종류 외에도 다이어트중의 불편함을 덜어주는 영양제는 많다. 하지만 무엇보다 강조할 점은 신선한 식재료로 만든 건강한 식단과 규칙적인 식사다. 각종 영양제는 어디까지나 식사의 '보조'일 뿐이다.

하루 세 끼 라면을 먹으면서 '식이섬유와 유산균, 종합비타민을 먹고 운동을 했으니 살이 찌지 않겠지'라고 생각하고 '초 절식에 운동을 하면서 종합비타민과 오메가3를 먹었으니 건강이 나빠지지 않을 거야'라고 여기는 것은 모두 위험하다. 영양제는 식사대용이 아니다. 만병통치약은 더더욱 아니다. 나는 영양제를 다이어트로 지친 몸을 달래줄 수 있는 일종의 보조배터리 라고 생각한다. 아무리 뛰어난 영양제도 골고루 규칙적으로 챙기는 식사와 운동, 휴식을 대신할 수 없다.

HOT POINT
그 밖에 다이어트할 때 추천하는 영양제

▶ 칼슘: 다이어트를 하다보면 칼슘 섭취가 부족해지고 격한 운동으로 뼈가 약해질 수 있다. 따로 칼슘을 섭취하면 이를 막을 수 있다. 또한 칼슘의 신경안정작용으로 숙면을 취하는 데 도움이 된다.

▶ 마그네슘: 마그네슘은 신경과 근육 기능 유지에 필요하다. 또한 운동량이 많아지며 생길 수 있는 근육 경련 등을 예방해 주고, 근육 형성과 유지에 도움이 된다.

▶ 오메가3: 다이어트를 할 때 지방은 무조건 나쁘다고 피하는 사람들이 많다. 하지만 지방은 우리 몸에 필요한 필수 영양소 중 한가지이다. 일정량 이상이 반드시 필요하다. 따라서 다이어트 식이요법으로 섭취하는 지방의 양이 줄어들었다면 몸에 도움 되는 지방인 오메가3를 영양제로 보충해 주는 것이 좋다.

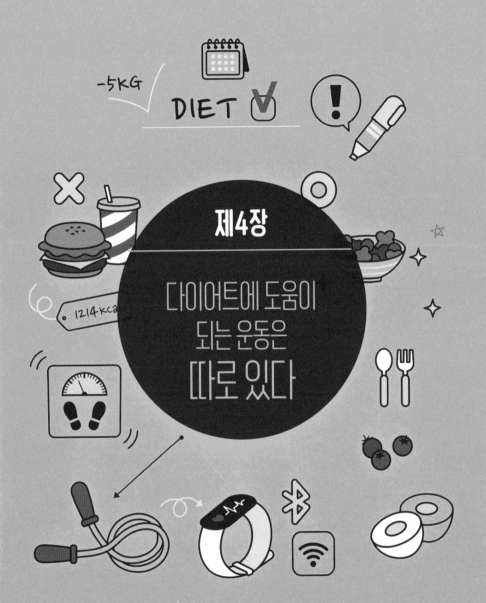

제4장

다이어트에 도움이
되는 운동은
따로 있다

스피닝은 내가 다이어트를 하는 사람들에게 추천하고 싶은 운동 중 단연 1순위다.
혼자 운동하기를 싫어하거나 쉽게 지루해 하는 편인가?
먹는 것을 줄여가며 하는 다이어트에 힘이 드는가?
다이어트로 인한 스트레스를 풀 방법을 찾는가?
혹시 당신에게 해당되는 이야기라면 다이어트를 위한 운동으로 스피닝을 시작하면 어떨까?

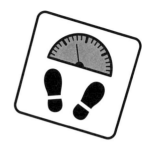

다이어트, 일찍 일어나는 것부터 시작이다!

새벽에 일어나서 운동하고 공부하며 노력하는데 인생에서 좋
은 일이 일어나지 않는다고 말하는 사람을 본 적이 없다.

_앤드류 매튜스

《기적의 매출을 위한 미라클 모닝》《아침형 인간》《아침형 인
간으로 변신하라》《인생을 두 배로 사는 아침형 인간》… 한때 미
라클 모닝 열풍이 불었다. 서점에는 '아침형 인간'이 되라고 격려

하는 자기계발서가 쏟아져 나왔다. 심지어 2009년 말 경향신문의 기사에 2010년 새해 각오를 조사한 결과가 실렸는데 1위가 규칙적인 운동, 2위 다이어트, 3위 금연, 4위 아침형 인간되기, 5위가 금주였다.

'아침형 인간'을 생각하면 아침에 일찍 일어나서 한강변을 조깅하고 샤워를 한 후 모닝커피 한 잔을 마시는 광고 속의 한 장면이 떠오른다. '아침형 인간'은 자기 관리를 잘하는 매력적인 사람일 것 같다. 또한 윌리엄 캠던이 '일찍 일어나는 새가 벌레를 잡는다.'라고 말한 것처럼 하루를 일찍 시작하는 사람에게는 더 많은 기회가 주어진다고 생각한다.

물론 '일찍 일어나는 새는 독수리에게 잡혀 먹힌다' '일찍 일어나는 새는 피곤하다'며 무조건적인 아침형 인간을 찬양하는 것에 우려도 존재한다. 하지만 나의 경험상, 다이어트에 있어서만큼은 아침형 인간이 더 유리하다고 생각한다. 여기엔 세 가지 이유가 있다.

활기, 신진대사 촉진, 숙면
아침 운동의 3가지 장점

첫째, 아침에 하는 운동은 하루를 활기차게 만든다.

나는 아침에 운동할 때 주로 팟캐스트, 유튜브 등 그날의 기분에 따라 다른 프로그램을 듣는다. 주로 동기부여, 마음가짐과 관런된 방송이다. 듣다 보면 어떻게 살아야겠다는 결심도 서고 삶의 목표를 세우는 데 도움이 된다. 날씨가 좋을 때는 아무 생각 없이 신나는 음악을 듣는다. 보통 아침 운동을 이야기하면 아침부터 힘을 빼서 지치지 않는지 궁금해 한다. 하지만 이것은 편견이다. 운동으로 하루를 시작하면 성취감이 생겨 하루 종일 뿌듯한 기분을 만끽할 수 있다.

다이어트의 성공을 위해서 성취감을 쌓는 것이 중요하다. 하루의 시작을 "아, 어제 또 많이 먹고 자버렸어!"하고 패배감이나 좌절감으로 하는 것과 "오늘 아침에도 운동을 했네!"라는 개운함과는 큰 차이가 있다.

둘째, 아침 운동은 신진대사를 촉진해 칼로리 소모를 높인다. 보통 아침에 막 일어나면 몸이 활성화 되는 데까지 어느 정도 시간이 걸린다. 하지만 아침 운동을 통해 심장박동수를 올리면 신체의 활성화가 빨라진다. 그리고 증가된 심장박동수 때문에 신진대사가 촉진된다. 즉, 운동을 하지 않아도 운동하는 효과를 낼 수 있다.

그리고 아침형 인간이 저녁형 인간에 비해 건강한 식습관을 갖는다는 연구도 있다. 2016년 영국 일간신문 데일리메일은 스마트워치 앱인 '조본 업(Jawbone Up)'의 자료를 토대로 오후 11시 이후에 잠을 자는 사람은 오후 7시~11시 사이에 잠을 자는 사람에 비해 열량 섭취량이 더 많은 것으로 나타났다고 보도했다. 또 아침형 인간은 저녁형 인간에 비해 영양가가 높고 섬유소가 많은 채소나 과일을 더 많이 먹는 것으로 조사됐다. 이와 반대로 저녁형 인간은 아침형 인간에 비해 카페인과 알코올, 탄수화물, 지방, 당분 섭취가 더 많은 것으로 나타났다. 즉, 아침형 인간이 저녁형 인간에 비해 전반적으로 더 건강한 식습관을 가지고 있다.

빨라진 신진대사와 건강한 식습관 두 가지만으로도 다이어트를 위해서는 아침형 인간이 유리하다고 설명할 수 있다.

셋째, 아침 운동은 숙면에 도움이 된다. 다이어트를 할 때 충분한 수면이 필수라고 앞에서도 여러 번 이야기했다. 심지어 미국 보스턴 메디컬센터 의사가 일명 '숙면 다이어트'라는 방법을 고안하여 이슈가 된 적도 있다. 수면 부족으로 우리 몸의 호르몬 밸런스가 깨지면 체중이 증가할 수 있기 때문이다.

아침 운동이 숙면에 도움이 된다는 것을 입증한 연구가 있다. 2016년 핀란드 이바스킬라대학과 중국 교통대학 연구팀 등이 '수면의학지'에 발표한 총 45명 남성을 대상으로 한 연구이다. 이 연구에서 불면증이 심할 경우 주 3~5일 하루 30분 조깅이나 수영을 하면 효과가 있다는 결과가 나왔다. 만성 불면증을 앓는 과체중인 사람이 6개월 동안 유산소 운동 프로그램을 수행한 후 잠이 더 쉽게 잘 들고 더 빨리 드는 것으로 나타났다.

앞에서 말한 것처럼 아침 운동은 빠르게 생체시계를 정상적으로 돌아가게 한다. 그렇다면 저녁 늦게 하는 운동은 어떨까? 하루 종일 근무하느라 지친 몸을 이끌고 헬스장에 가서 운동이 끝나고 나올 때는 오히려 기분이 상쾌하고 몸이 가볍게 느껴지는 경험이 있을 것이다.

반복하는 루틴행동 습관 포기 않고 완수하는 토대

내가 자주 하는 실수 중 하나가 몸이 가벼워졌을 때 운동을 멈추지 않는 것이다. '오늘은 운동이 잘된다!'라는 이유로 과한 운동을 한다. 그러면 집에 가서도 잠이 오기는커녕 말똥말똥해진 정신으로 밤을 지새우곤 한다. 오히려 저녁 늦게 하는 운동은 생체 시계의 리듬을 깨뜨릴 수 있다. 그래서 저녁운동은 잠자리에 들기 최소 3시간 전에 마쳐야 좋다. 나처럼 멀쩡한 정신으로 밤을 새고 싶지 않으면 말이다.

나는 아침에 일찍 일어나는 것만큼은 자신 있다. 이제는 아침에 일어나자마자 밖으로 나가 가볍게 산책을 하거나 조깅을 하는 습관이 붙었다. 물론 처음에는 아침에 일어나서 운동복으로 갈아입기까지가 너무 힘들었다. 불과 5분이 걸리지 않는 시간 동안 '오늘은 그냥 잘까?' '날씨도 안 좋은데 그냥 쉬자.' 등 아침 운동을 하지 않을 핑계를 찾았다. 하지만 어느 순간 아침 운동이 습관이 되니 힘들지 않다. 오히려 아침 운동을 하지 못할 때면 하루 종일 찝찝하고 불안하다.

댄 이리얼리는《루틴의 힘》저서에서 '습관은 의지보다 강하다'고 말한다. 세계적인 베스트셀러 작가 스티븐 킹은 아침 8시가 되면 항상 같은 책상에 앉아 같은 음악을 듣고서 글 쓸 준비를 한다. 소설가 베르나르 베르베르나 무라카미 하루키 역시 하루도 빼놓지 않고 정해진 시간에 글을 쓴다. 이 밖에도 수많은 작가와 예술가, 운동선수가 최상의 역량을 발휘하기 위해 고유의 행동과 절차를 반복한다. 반복되는 루틴은 중간에 포기하지 않고 끝까지 해내게 만들고 하기 싫을 때도 시작하는 힘을 주기 때문이다.

나는 다이어트를 할 때, 의지가 약했나 싶을 때가 많았다. 계획한 대로 실천하지 못할 때마다 오늘도 '실패'했다며 자책했다. 하지만 습관이 되는 순간 더이상 의지의 문제가 아니었다. 아침 운동이 습관화된 후에는 아침마다 나도 모르게 눈을 비비며 옷을 갈아입는다. 오늘은 운동을 할까 말까 고민할 필요가 없다. 머리로 생각하기 전에 몸이 먼저 움직이기 때문이다.

지금 다이어트를 계획한다면 아침에 일찍 일어나는 습관부터 시작하면 어떨까?

우리가 반복적으로 하는 행동이 바로 우리가 누구인지 말해준다. 그러므로 중요한 것은 행위가 아니라 습관이다.

_아리스토텔레스

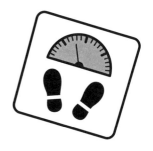

운동을 취미로 만들면 저질체력도 마녀체력이 된다

"운동을 통해서 체력에 자신감이 생긴 사람은 자기도 모르게
특별한 오라를 내뿜는다."

_이영미 《마녀체력》

몇 년 전 굉장히 재미있게 읽은 책이 있다. 나는 평소 웬만해선
동일한 책을 반복해서 읽지 않는 편이다. 그럼에도 이 책은 최소
5번은 더 읽었다. 바로 《마녀체력》이란 책이다. 저자인 이영미

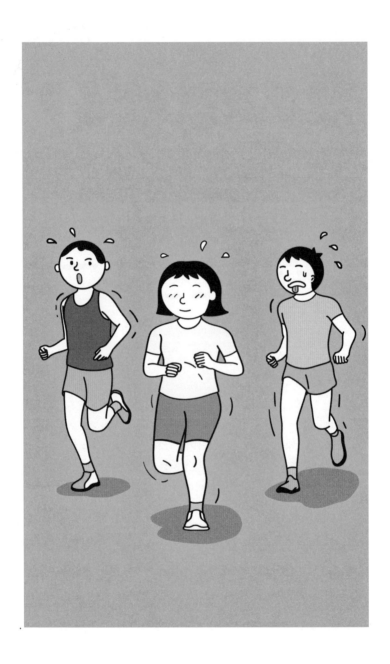

씨는 출판사 편집자로 25년 넘게 살았다. 키가 작고 마른 편인 본인이 스스로 저질체력으로 태어났다고 이야기한다. 이 책은 저질체력이던 그녀가 운동을 시작하면서 결국 철인 3종 경기까지 완주하는 이야기를 담았다. 운동을 통해 타고난 성격과 행동까지 바꿀 수 있다는 그녀의 이야기를 들으면 지금 당장이라도 운동을 시작하고 싶어진다.

그녀는 사람을 매력 있게 만들고 우리를 절대로 배신하지 않는 세 가지로 운동, 독서, 외국어를 꼽는다. 그리고 이 세 가지의 공통점은 첫째, 노력과 시간을 많이 잡아먹는다. 둘째, 강한 의지가 있어야 한다. 셋째, 꾸준히 오랫동안 해야만 효과가 나타난다. 넷째, 좋은 건 누구나 알지만 시급하지 않아서 당장 실천이 어렵다. 내 경험상 독서나 외국어는 몰라도 운동만큼은 네 가지 특징이 적용되는 게 확실하다.

운동 독서 외국어 잘하려면
노력 의지 지속 3박자 필수

나는 약국에서 근무약사로 일한다. 그래서 근무하는 약국에 따라 일의 강도가 달라진다. 바쁜 약국에서 일할 때는 하루 종일 의자에 앉지 못하고 조제와 투약 그리고 일반약과 영양제 상담을 하느라 정신없다. 복약지도가 중요하므로 하루 종일 말을 해야 한다. 일하는 시간도 보통 하루 10시간에서 14시간까지 다양하다. 그런데 나는 자칭 '마녀체력'을 갖고 있다. 다른 건 몰라도 체력만큼은 자신 있다.

스피닝을 연속으로 두 타임씩을 타고 또 추가로 개인운동을 하는 나를 신기하게 보는 헬스클럽의 회원이 많다. 다들 나를 보면 체력의 비결이 무엇이냐고 묻는다. 딱 한 가지만 꼽으라면 난 당연히 "꾸준히 해온 운동"이라고 말한다.

배우 이시영의 운동사랑은 웬만한 사람은 다 안다. 그녀는 우연히 복싱선수를 주인공으로 하는 단막극에 주연으로 뽑히면서 복싱을 배웠다.

복싱에 흥미를 느낀 그녀는 단막극 출연이 무산되었어도 복싱을 그만두지 않았다. 복싱은 그녀의 건강과 다이어트 모두에 도움이 되었다. 그녀는 몸무게를 7kg 감량했고 운동선수도 힘들다는 체지방률 4%대를 기록했다.

마침내 2010년 3월에 전국 신인 아마추어 복싱대회 우승을 했고, 같은 해 11월 전국 생활체육대회에서도 우승을 했다. 여배우라는 직업을 가진 사람이 글러브를 낀 주먹으로 얼굴, 몸을 가격하는 복싱에 도전하다니 대단하다고 생각했다.

그런데 그녀의 도전은 여기서 끝나지 않았다. 복싱 외에도 마라톤, 주짓수 등 여러 운동에 도전했다. 급기야 임신 6개월인 상태에서 하프마라톤을 완주해서 뉴스메이커가 되기도 했다. 나도

SNS를 통해 그녀의 근황을 본다. 얼마 전에는 청계산 정상까지 오르는 데 불과 39분밖에 걸리지 않았다며 '진정한 체력여왕'임을 입증했다.

나는 어렸을 때 운동과는 거리가 멀었다. 그러던 내가 고등학생 때 체육교생 선생님을 짝사랑한 적 있다. 운동복을 입고 운동장에서 구령을 외치던 선생님의 멋진 모습에 홀딱 반했다. 체육교생 선생님을 짝사랑한 계기로 체육 시간을 기다리게 되었다. 어떻게든 선생님의 눈에 띄고 선생님에게 칭찬을 듣기 위해 정말 최선을 다했다. 당시에 수행평가 과제가 농구 자유투였는데 얼마나 열심히 연습을 했는지 모른다.

하지만 농구공과 축구공도 잘 구별할 줄 모르던 내가 며칠 연습한다고 수행평가에서 좋은 성적을 받을 리가 없었다. 교생 선생님이 보는 앞에서 연이어 자유투를 실패하던 그때 그 절망감을 아직도 잊을 수 없다.

"나는 운동을 할 수 없는 몸이구나. 나의 DNA에는 운동의 'ㅇ'도 없구나"란 걸 깨달았다. 그 후에는 절대로 운동을 할 때 욕심을 내거나 나의 능력에 기대를 하지 않았다.

그러던 내가 지금은 헬스장에 가면 운동신경이 좋다는 이야기를 듣는다.

"회원님은 동작을 정확하게 잘 따라하세요. 운동에 소질이 있으세요!"

나는 운동이 취미인 중독자
스피닝 강사 자격증도 획득

맨 앞자리에서 스피닝을 열심히 타고 있으면 사람들이 내게 묻는다.

"와, 자기는 스피닝을 어떻게 그렇게 잘 타? 날렵하고 동작도 잘하고! 날다람쥐 같아!"

폴 댄스를 배우는 첫 날, 한 손으로 폴을 잡고 매달리기를 하는 나에게 선생님은 박수를 쳐주었다.

"와~ 회원님, 근력이 있으시네요! 첫날부터 매달리기를 잘하시는 분은 드물어요!"

고등학교 이전의 나를 알던 사람들은 지금의 내 모습에 깜짝 놀란다. 100m 달리기에서 꼴찌를 도맡아 하고 체육시간 때 운동장에 나가는 것보다 자율학습 시간을 더 좋아했던 나는 이제 달라졌다. 헬스, 마라톤, 스피닝, 요가, 폴 댄스 등 안 해본 운동이 없다. 스피닝 강사 자격증을 땄고 아침, 저녁으로 운동을 하는 운동 중독자가 되었다. 나도 내 자신의 변한 모습에 깜짝깜짝 놀랄 때가 있다.

취미의 사전적 의미를 찾아보면 '즐거움을 얻기 위해 좋아하는 일을 지속적으로 하는 것'이다. 그런 면에서 감히 이시영과 나의 공통점을 찾아보면 운동을 취미로 삼았고 그로 인해 마녀체력을 갖게 됐다. 운동이 취미가 되면 더이상 운동을 하기 위해 스트레스 받지 않는다.

운동을 하지 않았다고 불안해 할 필요도 없다. 그냥 운동이 즐겁고 좋아서 한다. 그럼 저절로 체력이 좋아지고 다이어트에도 도움이 된다.

2020년 잡코리아가 직장인 608명을 대상으로 한 조사에 의하면 직장인 중 83.4%는 현재 즐기는 취미생활을 답했는데 1위는 영화와 드라마감상(36.3%), 2위는 운동(28.8%), 3위는 독서(20.9%)로 조사되었다.

이처럼 요즈음엔 내 주위만 보아도 운동하는 사람이 많다. 잘 찾아보면 동호회를 통해서 무료로 운동을 배울 수도 있다. 또 유튜브나 SNS 등을 통해 간접 경험을 해보거나 여러 가지 정보를 얻을 수 있고 마음만 먹으면 큰돈 들이지 않고 다양한 운동지식을 얻을 수 있다.

영화 텔레비전 유튜브는 멀리
운동 후 구슬땀은 1백만 불짜리

2020년 건강기능식품 브랜드 파마넥스가 시장조사 업체인 마크로밀 엠브레인에 의뢰해 전국에 거주하는 20대부터 60대까지의 남녀 1천 명을 대상으로 운동에 대한 인식조사를 실시했다.

조사 결과 응답자의 92.3%가 현재 운동하고 있다고 답했다. 그리고 운동하는 목적은 체력 증진이라는 답변이 26%로 가장 높았다. 그 뒤를 이어 다이어트가 목적인 사람들로 25.2%를 차지했다. 성인 10명 중 9명이 운동을 하고 있고 절반 이상의 사람들이 체력 증진이나 다이어트를 목적으로 운동 중이라는 것을 알 수 있다.

'다이어트 왜 이렇게 힘들지? 먹고 싶은 건 많고, 운동은 하기 싫고. 오늘 헬스 하러 가기 너무 귀찮다. 살 빼야하는 데…'

혹시 새해와 신학기가 시작되면서 이번에는 반드시 성공할 거라며 다이어트를 계획하지 않았는가?

하지만 막상 다이어트를 하기 위해 식이조절을 하고 운동을 하는 건 힘이 든다. 특히 매번 똑같은 운동을 반복하는 것은 힘들고 지루하다. 이런 사람들은 지겨운 운동보다는 재미있는 운동이 필요하다.

누군가 "취미가 뭐예요?"라고 물어봤을 때 "유튜브 시청이요" "영화나 텔레비전 보기요"라고 말하기 보다는 "운동이요!"라고 말할 때 더 멋지다. 그리고 단순히 "운동이요!"보다는 좀더 특별한 운동 취미를 갖는 것이 더 매력적이지 않을까?

나의 20년 다이어트 경력을 걸고 확실하게 말할 수 있다. 운동을 취미로 만든다면 다이어트는 물론이고 마녀체력까지 덤으로 얻는다.

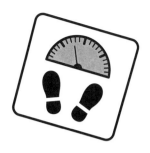

21
과도한 운동은 건강과 다이어트의 적

요즘 좋아하는 TV 프로그램 중 하나가 SBS〈백종원의 골
목식당〉이다. 요식업계의 스타인 백종원 대표가 골목식당의 문
제를 찾아 해결책을 제시하는 프로그램이다. 백종원 대표의 경영
철학을 살펴볼 수 있고 변해가는 골목식당의 모습을 보는 재미가
제법 쏠쏠하다.

그중에서도 최근 방송된 한 피자집의 사연이 인상 깊었다. 이
피자집의 사장님은 배달 없이 방문 포장 손님에만 집중하고 있었

다. 사장님은 다른 피자집과 차별화를 두기 위해 토핑을 푸짐하게 올렸다. 인심 좋게 올린 토핑 덕분에 방송으로 보아도 피자는 먹음직스럽게 보였다. 그런데 피자를 맛 본 백종원 대표의 반응은 의외였다.

"복잡한 맛이 난다. 올리브를 너무 많이 넣어서 올리브 맛이 강하게 치고 올라온다. 흑미 도우도 쫄깃하지만 그 향이 매우 강해서 토핑과 어우러지지 않는다. 무슨 맛인지 모르겠다. 마치 재료를 잔뜩 넣은 김밥인데 네 맛도 내 맛도 아닌 느낌이다."

이것저것 너무 많이 넣다 보니 과해서 오히려 무슨 맛인지 모르겠다는 것이다. 그 후 이 피자집은 솔루션에 따라 토핑과 소스의 양을 적당하게 조절하였다. 결국 모두의 만족을 이끌어 내며 마무리 되었다. 무엇이든지 듬뿍듬뿍 넣으면 좋은 것이라 생각했던 나에게는 꽤 충격적이었다.

매일 1시간 한 달 걸어야 체지방 1Kg정도 빠져

'과유불급(過猶不及)'이란 말이 있다. 이 고사성어는 《논어》에서 나온 말로 지나친 것은 모자란 것과 같다는 의미다. 최근 TMI라는 신조어가 생겼다. 'Too Much Information(너무 많은 정보)'의 줄임말로 굳이 알고 싶지 않은 사실을 과할 정도로 알게 되는 상황을 비난할 때 쓰는 말이다. 이것과 연관된 축약어 '안물안궁'은 물어보지 않았고 궁금하지도 않은데 지나칠 정도로 수다를 떠는 사람을 지칭하는 말도 생겼다.

이를 보면 동서고금을 막론하고 지나친 것에 대한 경계는 언제 어디에나 존재했던 것 같다. 그런데 이런 지나침의 경계는 운동에도 적용해야 한다.

앞의 제2장에서도 이야기했듯이 나는 생애 최고로 열심히 운동할 때, 생애 최고의 몸무게를 기록했다. 출근 전 아침 공복운동을 하고 퇴근 후 개인 PT를 받고 스피닝을 두 타임씩 탔을 때의 이야기다. 믿겨지는가?

다이어트의 기본은 운동이라는 상식에 어긋나는 일이 어떻게 생긴 걸까?

나는 이제 이유를 확실히 안다.

20년간 다이어트를 하면서 운동과 다이어트에 대해 깨달은 세 가지가 있다.

첫째, 운동만으로 살을 빼는 데 한계가 있다. 음식을 먹으면 분해되어 에너지가 생성된다. 생성된 에너지는 쓰이지 않으면 몸에 체지방으로 쌓인다. 반대로 운동을 하면 몸에 쌓였던 체지방이 에너지로 연소된다. 따라서 운동을 하면 살이 빠지는 것은 당연해 보인다. 그러나 문제는 많은 사람이 잘못된 식생활을 고치지 않고 무조건 운동으로 살을 빼려고 한다.

몸무게 60kg 성인이 러닝머신 위에서 1시간 동안 열심히 걸었을 때 소비하는 칼로리가 약 240kcal 정도이다. 그리고 체지방 1kg을 빼기 위해서는 약 7,200kcal를 소비해야 한다. 즉 매일 1시간씩 걷기를 한 달 반복해봤자 체지방 1kg 정도가 빠질 수 있다. 게다가 운동을 하고 나면 보상심리로 오히려 억눌렀던 식욕이 폭발한다. 빠른 체중 감량을 원하는 사람일수록 더욱 강한 운동을 오래 한다. 당연히 보상심리와 음식에 대한 욕구가 커질 수밖에 없다.

또 평소에 운동을 열심히 하는 사람일수록 운동을 그만둘 용기가 없는 사람이 많다. 운동까지 그만두면 지금보다 더 살이 찔까 봐 불안하기 때문이다.

바로 내가 그런 경우였다. 하지만 나는 운동을 그만두었을 때 폭식을 멈추고 바른 생활습관을 가졌다. 운동을 그만둔다고 살이 바로 찌지 않는다.

둘째, 과도한 운동은 건강에 해롭고 다이어트에도 부정적인 영향을 미친다. 2015년 미국 심장학회 저널에는 놀라운 연구 논문이 실렸다. 덴마크 연구팀이 조깅을 즐기는 건강한 사람과 조깅을 하지 않는 건강한 사람을 대상으로 1천여 명을 12년 동안 관찰했다. 그 결과 일주일에 2시간30분 이하로 일정한 속도로 뛴 사람은 기대수명을 누렸다. 하지만 일주일에 4시간 이상 달린 사람이나 전혀 뛰지 않은 사람은 높은 사망률을 보였다. 특히 일주일에 네 차례 이상 시속 11km 이상의 속도로 격렬하게 뛴 사람은 아무 운동도 하지 않는 사람이나 마찬가지로 건강에 효과를 보지 못한 것으로 나타났다. 이는 안전한 운동에 상한선이 존재할 수도 있음을 보여준다.

운동 부위 바꿔줘야 근육 단련
최소 주 1, 2일은 휴식 취해야

"약사님~ 진통제 좀 주세요!"

"어디가 안 좋으세요?"

"아, 어제 운동을 좀 무리하게 했더니 손목이 아프네요, 허리도 쑤시고."

보통 사람들은 더 열심히 운동을 하면 더 빨리 건강해지지 않을까 싶어 처음부터 무리한 운동을 하는 경우가 많다. 하지만 과도한 운동은 오히려 건강을 더 해칠 수 있다. 건강이 안 좋아지면 운동을 계속 이어나갈 수 없다. 결국 과도한 운동이 건강을 해치고 이로 인해 다이어트에도 도움이 되지 않는다.

셋째, 다이어트에는 운동만큼 휴식도 중요하다.

"어머, 선생님. 여기 회원님이 쓰러지셨어요!"

"어떡해요! 누가 119에 신고해 주세요! 회원님! 괜찮으세요?"

스피닝을 타던 중 있었던 일이다.

늘 내 뒷자리에서 스피닝을 타던 한 회원이 갑자기 쓰러진 사건이 발생했다. 119구조대가 출동하여 쓰러진 회원을 응급실로 이송했다. 알고 보니 그 회원은 그날따라 몸 컨디션이 좋지 않았다고 한다. 스피닝을 타면서 '숨이 좀 차다. 호흡이 힘들다'라고 생각했는데 대수롭지 않게 여겼다. 그리고 한순간 눈앞이 어두워지며 쓰러졌다고 말했다. 스피닝 바이크에서 떨어지면서 다른 곳에 머리를 부딪히는 등 큰 사고가 생길 수 있는 아찔한 순간이었다. 격렬한 운동은 과호흡이나 땀 배출로 탈수 증상을 야기할 수 있다. 몸의 컨디션에 따라 반드시 휴식을 취해야 한다. 그때 쓰러진 회원은 그 뒤에 스피닝을 타도 예전만큼 즐겁게 타긴 어렵지 않았을까.

또 휴식은 근육을 생성시키는 역할을 한다. 근육이 있어야 평소 기초 대사량이 높아진다. 즉 다이어트를 위해서는 근력운동을 해서 근육량을 늘려야 한다. 근력운동은 근육에 무리를 주고 근섬유에 상처를 입히는 것이다. 그 상처가 회복되면서 더 큰 근육으로 강화된다.

그러므로 상처 입은 근육이 완전히 회복할 때까지는 휴식을 취해야 한다. 만약 상처 입은 근육이 회복하기 전에 또 운동을 하면 근육은 회복할 시간도 없이 다시 상처를 입는다. 이게 반복되면 근육이 생기기는커녕 염증이 발생할 수 있다.

그래서 헬스 트레이너와 같은 전문가는 운동 부위를 매일 바꿔가며 근육을 단련한다.

　예를 들어 월요일에 상체운동을 했다면 화요일이나 수요일쯤
에는 하체운동을 한다. 그리고 최소 일주일에 1~2일은 휴식을 취
한다. 휴식이 근육을 단련시키는 최고의 방법이고 더불어 다이어
트에 도움을 주기 때문이다.

건강한 몸은 사랑방
병든 몸은 감옥 신세

　개인 PT를 받을 당시, 나를 가르치던 트레이너가 보디빌딩대회
에 나가는 과정을 지켜봤다. 트레이너는 대회를 위해 한 달 만에
10kg 이상의 체중 조절을 했다.

　하루 3번의 근력운동과 극한의 식이 조절을 하는 건 매우 고통
스러워 보였다. 대회를 하루 앞두고선 물 한 모금 마시지 않고 사
우나에 갔다.

　보디빌딩선수나 운동선수처럼 체중 조절이 필수인 사람은 식
욕을 억제하는 정신력이 매우 강하다. 경기라는 목표가 있기 때
문에 운동까지 겸하며 극한의 저칼로리 식사로 몸을 단련한다.
그러나 일반인들은 이처럼 확고한 목표를 갖고 다이어트를 하는
게 쉽지 않다. 트레이너 역시 경기가 끝나자 폭식으로 일주일 만
에 몸무게가 그대로 돌아왔다.

결혼식을 앞둔 예비 신부가 단기간 동안 고강도의 운동과 다이어트 식단으로 다이어트에 성공하는 것을 본 적 있다. 하지만 이들 대부분은 이 과정에서 건강이 악화된다. 그리고 결혼식이 끝나면 요요현상을 경험한다. 과도한 운동은 건강을 해치고 다이어트까지 방해한다.

건강은 가장 자랑할 만한 육체의 아름다운 특성이다. 건강한 몸은 정신의 사랑방이며, 병든 몸은 정신의 감옥이다. 세상에서 가장 어리석은 일은 어떤 이익을 위하여 건강을 희생하는 것이다.

_E. 스펜서

HOT POINT
나는 운동 중독일까? 확인하는 방법

▶ 운동을 하지 않으면 불안하거나 죄책감을 느끼는 경우, 운동으로 인해 일상생활이나 대인관계에까지 문제가 생긴 경우, 운동으로 인해 다치거나 통증이 생기는 등 몸에 이상이 생겼음에도 불구하고 운동을 지속하는 경우에 해당된다면 운동 중독이 아닐까 의심해 봐야 한다. 본인이 운동 중독임을 인지하는 것만으로도 중독을 치료하는 데 도움이 된다. 운동 중독이 생긴 근본 원인, 내가 운동을 하는 이유에 대해 생각해 보는 것도 좋다. 무엇보다 운동과 휴식 사이에 알맞은 균형을 찾는 것이 필요하다.

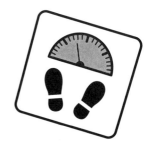

길고 쉽게 하는 운동 vs 짧고 힘들게 하는 운동

 좋아했던 TV 프로그램 중에 JTBC의 〈비정상회담〉이 있다. 매주 다양한 국가의 청년들이 하나의 안건을 놓고 토론을 펼치는 프로그램이었다.

어쩜 토론에 참여하는 외국인들이 한국인보다도 한국말을 더 똑 부러지게 잘하는지 너무 신기했다. 다른 나라의 역사, 문화 등 전반적인 정보도 얻을 수 있어 유익했다.

〈비정상회담〉 132회에서는 탤런트 김민교 씨가 나와서 멤버들과 '가늘고 길게 사는 인생 vs 짧고 굵게 사는 인생'을 놓고 토론을 했다. 각 나라의 대표적인 대기만성 형으로 20년간 무명배우였던 캐나다의 레슬리 닐슨, 미국의 사무엘 잭슨, 이탈리아의 토리첼리, 일본의 코사카 다이마로 등이 꼽혔고 한국에서는 배우 라미란 씨가 언급되었다.

반대로 짧고 굵은 것에 대한 대표적인 예로 일본에서 반짝 인기 있었던 아이템인 '증강현실 게임'에 대한 이야기가 나왔다.

이와 관련해서 흥미로운 연구도 있다. 2019년 서울대 의대 호흡기내과 임재준 교수가 쓴 중앙일보 칼럼에서 나온 내용이다. 미국 메이저리그에서 뛰던 야구 선수들의 수명에 대한 연구였다. 명예의 전당에 오른 야구 천재 143명과 같은 시기에 뛰었지만 평범했던 동료 3천430명의 수명을 비교했다. 그 결과 평범한 선수들이 명예의 전당에 오른 야구천재보다 5년가량을 더 오래 살았다.

팔 세차게 흔드는 파워 워킹
상체운동 체중 감량에 효과

또 미국의 대통령은 평균적으로 55.7세에 취임하는 것으로 나타났다. 그런데 평균보다 이른 나이에 대통령이 된 사람들의 수명이 늦은 나이에 취임한 사람들보다 7.2년이나 짧았다고 한다.

이는 영국 총리, 프랑스 대통령, 가톨릭의 교황도 예외는 아니었다. 일찍 성공하는 사람들이 더 일찍 세상을 떠난다는 '짧고 굵게'의 대표적인 모습을 보여준 재미있는 연구였다.

이쯤 되면 과연 나는 좀더 일찍 성공하는 것이 좋을지, 아니면 인생 계획을 느긋하게 잡아 천천히 이루고 오래 살지 한 번쯤 고민해야 할 것 같다.

그런데 이러한 고민이 인생뿐만 아니라 다이어트에도 적용된다는 것을 아는가? 다이어트를 위한 운동을 할 때, 먼저 힘들지만 짧고 굵게 운동을 할지 쉽지만 길고 가늘게 운동을 할지 선택해야만 한다. 각각 특성이 다르고 장, 단점이 있다.

우선 길고 쉽게 할 수 있는 운동을 살펴보겠다. 내가 다이어트에 관한 상식이 전혀 없던 시절, 등하교 길을 무식하게 걸었던 것이 여기에 해당한다. 길고 쉬운 운동은 편하고 무리가 적어 운동을 처음 하는 사람에게 적당하다. 꾸준히 했을 때 체력보강은 물론 집중력 강화와 인지작용에도 긍정적인 영향을 미친다는 연구 결과가 있다. 또 혈액순환을 돕고 체지방을 분해시켜 다이어트에도 효과가 있다.

"아빠! 뱃살이 없어졌어요! 근육도 좀 생기신 것 같고, 요즘 운동하서요?"

"허허, 별건 아니고 그냥 호수공원 산책하고 천천히 아파트 계단을 오르내리고 있지."

우리 아빠는 퇴직 후에 활동량이 줄면서 배가 나오기 시작했다. 아빠도 연세가 드시면서 뱃살이 찌는구나 싶어 속상했고 혹시 건강에 무리가 될까 봐 걱정되었다. 그런데 어느 순간 아빠의 배가 쏘옥 들어갔다. 그뿐만 아니라 하얗던 피부가 보기 좋은 구릿빛이 되었고 근육도 조금 붙으신 것 같았다. 알고 보니 아빠가 운동을 시작하셨다. 그런데 힘든 운동이 아니라 주로 공원 걷기, 아파트 계단 오르내리기 등을 하셨다. 힘들지 않으니 꾸준히 할 수 있었고 살도 빠지고 체력도 좋아졌다며 뿌듯해 하셨다. 이처럼 꼭 힘들고 어려운 운동을 해야만 근력이 생기고 다이어트 효과가 있는 것은 아니다. 자신의 체력에 맞고 꾸준히 할 수 있는 운동을 선택해야 좋다.

혹시 단순히 걷기보다 조금 더 다이어트에 효과적인 운동을 찾는다면 파워 워킹을 추천한다. 팔꿈치를 90도로 굽혀서 앞뒤로 세차게 흔들면서 일반 걸음보다 조금 빠르게 걸으면 된다. 일반 걷기에 비해 상체 운동 효과도 얻고 체중 감량도 볼 수 있다.

다음은 짧지만 강도 높고 힘든 운동에 대해 살펴보겠다.

2018년 오마이뉴스가 보도한 '건강관리 위한 운동, 딱 이만큼만 하면 된다.'는 제목의 기사에는 미국 스포츠의학협회 공식 저널(The American journal of sports medicine)에 발표된 연구 결과가 나온다. 이에 따르면 적당히 운동하는 사람은 운동하지 않는 사람보다 자기 삶의 질이 더 나은 것으로 나타났다. 그런데 한 주에 여러 번 운동한다고 대답한 사람 중 20%가 지난달에 14일 이상 '건강하지 못한' 날을 보냈다고 대답했다. 이에 비해 짧은 시간 강도 높은 운동을 하는 사람은 삶의 질이 낮아질 가능성이 현저히 낮은 것으로 조사됐다.

몸무게에 집착하던 시절, 내가 괴로웠던 이유는 여러 가지의 강박 때문이었다. 몸무게가 줄지 않으면 먹는 것을 더 줄여야 되고 운동량을 더 늘려야 한다는 강박이 생겼다. 굶는 것은 언젠간 한계가 온다. 할 수 있는 것은 운동량을 더 늘리기였다. 하루에 3~4시간은 기본으로 걸었다. 집에 있는 실내 사이클을 수시로 탔다. 이때는 얼마나 오래 운동하느냐가 중요하다고 생각했다.

'낸시의 홈짐' 15분 운동에 땀 비 오듯 효과 성취감 좋아

"회원님, 오랫동안 걷기만 계속하면 오히려 운동 효율이 떨어진다는 거 아세요?"

"네? 효율이 떨어져요?"

"회원님처럼 보통 속도로 계속 걸으면 지치기만 하고 운동 효과는 별로 없어요. 차라리 빠르게 뛰고 쉬는 걸 반복하거나 버피 테스트, 타바타 같은 운동을 해보는 게 어때요? 그게 운동 효율도 높고 짧은 시간 동안 칼로리 소모도 더 많아요."

주야장천 걷기만 하는 내가 안타까웠는지 헬스 트레이너는 새로운 운동법을 알려주었다. 그리고 그 이후 나의 운동법은 달라졌다.

미국 CBS 〈얼리쇼〉에 소개된 노르웨이 공과자연과학대학 제니퍼 애쉬튼 교수팀의 연구결과는 트레이너의 말을 입증한다. 연구팀은 달리기와 자전거 타기를 보통 강도로 운동하는 사람과 집중 간헐적으로 운동하는 사람의 운동 효율을 비교했다. 그 결과 집중 간헐적 운동을 한 사람이 중간 강도로 오랜 시간 운동한 사람보다 지구력은 2배 이상, 산소 소비효율과 근력은 10% 이상 높아진 것을 확인했다. 여기서 말하는 집중 간헐적 운동은 전문 운동선수를 위해 개발했는데 4분간 강도 높게 운동하고 3분간 쉬는 것을 반복하는 운동법을 말한다. 보통 강도로 오래 운동하는 것보다 강한 강도로 짧게 운동하는 것이 운동 효과가 더 좋다는 연구였다.

홈 트레이닝으로 다이어트를 해온 사람이라면 홈트의 원조라 불리는 〈낸시의 홈짐〉을 들어봤을 것이다. 2012년부터 네이버 블로그로 시작한 〈낸시의 홈짐〉은 짧고 힘든 운동의 대명사라고 할 수 있다. 그 시절에는 운동이란 자고로 헬스클럽에서 기구를 이용해서 1시간 넘게 하는 게 정석이라 생각되었다.

그런데 단 15분으로 기구의 도움 없이 오로지 맨몸과 중력을 이용한 스쿼트, 런지, 푸쉬업 등 다양한 운동을 조합한 〈낸시의 홈짐〉은 가히 혁명적이라고 할 수 있었다. 한 번이라도 따라 해 본 사람은 안다. '고작 15분인데 힘들어봤자 얼마나 힘들겠어.'라고 얕보았다간 큰 코 다칠 수 있다. 지옥의 15분을 경험할 수 있다. 숨은 턱 밑까지 차오르고 땀은 비 오듯 쏟아진다. 하지만 그만큼 효율이 좋고 성취감이 크다.

사실 운동을 매일 규칙적으로 하는 것은 쉬운 일이 아니다. 더구나 직장 생활을 하는 사람이나 아이를 키우는 주부는 1시간 이상의 시간을 내서 헬스클럽을 가는 게 부담이 된다. 이 경우에는 운동 효율을 극대화하는 짧고 강력한 운동을 선택해야 좋다. 시간적 여유가 없을 때 내가 주로 하는 운동은 '버피 테스트와 타바타 운동'이다.

먼저 '버피 테스트'는 미국의 운동 생리학자인 R.H 버피 박사가 2차 세계대전 때 미국 특수부대원의 체력측정을 위해 창안했다. PT체조와 유사한 동작으로 선 자세에서 시작해서 스쿼트, 플랭크, 팔굽혀펴기, 그리고 점프까지 상당한 인내심을 요구하는 운동이다. 가끔은 짧은 시간이지만 도중에 그만두고 싶은 생각이 굴뚝같고 내가 왜 이런 고생을 사서 하나 싶다. 하지만 버피를 끝냈을 때의 상쾌함은 또다시 힘든 운동을 찾게 할 정도로 중독성이 있다.

'타바타 운동'은 일본의 운동생리학자인 타바타 이즈미가 개발했다. 4분만 운동해도 1시간 운동 효과를 발휘한다고 해서 '4분의 기적'이라고 부르기도 한다. 여러 방법이 있지만 보통 20초 동안 고강도의 운동을 하고 10초 휴식을 총 8번 반복한다. 운동이 끝난 후에도 몸에선 계속 운동을 하는 줄 알고 계속 칼로리를 연소시킬 정도로 운동 효과가 크다.

운동은 평생 습관 돼야
본인 취향에 맞고 즐거워야

날씨 등의 이유로 아침 운동을 할 수 없을 때나 짧게 운동을 하고 끝내야 할 때는 짧지만 강도 높은 운동을 한다. 해보면 시간만 짧을 뿐이지 강도는 1시간 운동한 것 못지않음을 알 수 있다.

다이어트를 할 때 빠른 효과를 보기 위해 짧고 힘든 운동을 무리해서 하는 경우가 많다. 하지만 이 경우 다시 원래의 생활 패턴으로 돌아갔을 때 몸도 다시 원상 복귀할 수 있다. 다이어트 기간이 지나치게 짧으면 오히려 몸에 무리를 주고 요요현상이 오기 쉽다. 그렇다고 다이어트 기간이 너무 길면 지치면서 성공률이 떨어질 수 있다.

다이어트를 위한 운동은 평생의 생활 습관으로 만드는 것이 중요하다. 그러므로 길고 쉬운 운동이든 짧고 힘든 운동이든 본인 취향에 맞고 즐거움을 주는 운동을 선택해야 좋다. 즉, 내 상태에 맞게 운동 강도를 조절해야 한다.

잊지 말아라. 나에게 맞는 운동은 따로 있다는 것을. 그것을 찾는 것이 다이어트의 첫걸음이다.

철학자 소크라테스의 어록으로 유명한 '너 자신을 알라'는 누구나 아는 명언이다. 그만큼 자신을 잘 알기란 매우 어려운 일이다. 다이어트에서도 나 자신을 아는 것은 어려우면서도 중요한 일이다. 이 책을 읽는 당신, 자신에 대해 잘 알고 있는가?

HOT POINT

나에게 적당한 운동 강도 찾는 방법

▶ 운동을 하는데 있어서 적당한 운동 강도를 찾는 것은 중요하다. 사람마다 체력에 차이가 있기 때문에 남이 하는 것을 무작정 따라 하는 것은 위험하다. 이때 적당한 운동 강도는 몸이 회복되는 속도를 보면 알 수 있다. 운동을 처음 하는 경우 당연히 운동한 후 근육통이 생기고 다음날까지 피로감이 지속된다. 하지만 어느 정도 시간이 지나면 몸은 적응하고 이런 증상은 사라진다. 만약 2주 이상의 시간이 지났음에도 운동 후에 근육통이 심하고 피로감이 사라지지 않는다면 운동 강도를 조절해야 한다.

23
운동을 잘못하면 늙는다

'근육남' 조영구 '다이어트로 몸 20대 얼굴은 50대'

_TV리포트 2010. 8. 25

조영구 '살빼고 늙은 얼굴, 보톡스 값만 1천만 원 나와'

_마이데일리 2012. 3. 1

정준하 다이어트 효과, 안스럽게 빠진 얼굴 '어쩌나' 노화 부작용

_스포츠조선 2014. 1. 1

정준하 다이어트 효과, '몸매' 얻고 '동안' 잃었다… '정촛농' 어

쩌나

_스포츠조선 2014. 1. 15

다이어트 식단으로 10주 만에 12kg을 감량했던 방송인 조영구와 과거 패션모델에 도전하기 위해 한 달 만에 18kg을 감량했던 개그맨 정준하. 이 두 사람은 급격하게 살을 빼면 늙어 보일 수 있음을 보여준 대표적인 사례다. 조영구는 한 프로그램에서 "방송에 나온 내 모습을 보고 어머니가 우셨다"며 자신이 다이어트의 피해 사례로 주목받았던 과거를 회상했다. 정준하 역시 급격한 다이어트로 '정촛농'이라는 별명까지 얻었다.

개그우먼 권미진은 2011년 〈개그콘서트〉의 '헬스 걸'코너에 출연하며 103kg에서 50kg대로 체중 감량에 성공했다. 그 이후로도 9년간 요요현상 없이 상태를 유지하고 있다. 그녀는 다이어트를 통해 관련 책을 출판하는 등 화제가 되었고 나를 비롯한 많은 다이어터의 롤 모델이 되었다.

무리한 운동, 음주, 흡연하면 활성산소 늘어 피부노화 초래

누군가는 다이어트의 성공으로 제2의 인생을 산다. 하지만 누구는 다이어트를 성공했는데 노안이 되었다며 웃음거리로 전락

한다. 다이어트를 해본 사람이라면 안다. 다이어트가 얼마나 힘든 과정인지 오죽하면 '담배 끊은 사람과 다이어트 성공한 사람과는 상종도 하지 말라'는 말이 있겠는가? 그만큼 다이어트는 독한 마음을 갖지 않으면 성공하기 힘들다. 그런데 어렵게 성공한 다이어트 후에 노안이라는 이야기를 듣는다면? 다이어트 전이 훨씬 낫다는 이야기를 듣는다면? 정말 속상할 것이다.

도대체 어떤 다이어트가 노안을 만들까? 무슨 차이일까?

운동은 적당히 하면 노화를 방지하지만 과도하면 세포의 재생을 막아 오히려 체내 활성산소를 증가시키는 원인이 된다. 활성산소는 세포에 손상을 입히는 모든 종류의 산소를 말한다. 그래서 몸속의 병원체를 공격하는 소독약 역할을 한다. 하지만 동시에 몸의 정상 세포까지 공격할 수도 있다. 이것이 노화를 유발한다. 그런데 활성산소는 과도한 운동, 스트레스, 음주, 흡연 등을 할 때 더욱 늘어난다. 특히 얼굴의 지방이 급속하게 빠질 경우 피부 탄력이 노화속도를 따라가지 못해 아래로 처지게 된다. 즉, 무리한 운동은 피부를 늙게 만든다.

그렇다면 적당한 운동의 기준을 어떻게 설정해야 할까? 운동할 때 고려해야 할 것은 무산소 운동과 유산소 운동을 적절히 섞어 함께해야 한다는 점이다.

유산소 운동은 몸안으로 최대한 많은 양의 산소를 공급하면서 움직이는 운동이다. 운동의 강도는 낮지만 장시간 신체의 에너지를 만든다. 이런 유산소 운동을 반복하면 지방과 근육이 감소할 수 있다. 하지만 심장과 폐의 기능은 좋아진다.

짧게 10분이라도
힘들면 마사지하고 마무리

이와는 반대로 무산소 운동은 산소가 충분하지 않거나 없는 상태에서 하는 운동이다. 운동 강도가 강해서 오랫동안 지속할 수 없다. 단시간에 에너지를 만드는 방법으로 무산소 운동을 지속하면 지방은 감소되고 근육과 근력이 증가한다. 흔히 우리가 근력운동이라고 말하는 것을 무산소 운동이라고 생각하면 쉽다.

"아, 선생님 오늘 하체 근력운동이 너무 힘들었어요. 추가 유산소 운동하지 않고 그냥 끝내면 안 될까요?"

"짧게 10분이라도 해주시는 게 좋긴 해요. 혈액순환도 도와주고 스트레칭 효과도 있으니까요. 너무 힘드시면 오늘은 스트레칭이나 마사지만 하고 마무리 하세요."

가끔 근력운동 즉, 무산소 운동을 열심히 하고 나면 너무 힘들어 추가로 유산소 운동을 빼먹을 때가 종종 있다. 그런데 무산소 운동만 하면 다음 날 근육통이 더 심하고 피로가 잘 풀리지 않는다. 이는 무산소 운동을 하며 쌓인 젖산과 활성산소 때문이다. 하지만 무산소 운동과 함께 유산소 운동을 하면 혈액과 산소가 순환되면서 쌓였던 젖산과 활성산소가 제거된다. 젖산으로 인한 근육의 피로도가 줄고 활성산소가 제거되어 노화를 걱정하지 않아도 된다.

유산소, 무산소 운동
적절히 안배하면 좋아

운동이 오히려 노화를 막아줄 수 있다는 연구도 있다. 텔로미어와 관련됐는데, 여기서 텔로미어는 유전자의 끝에 붙어있는 조각이라고 생각하면 된다. 텔로미어는 세포가 분열하며 노화될수록 점점 닳고 짧아진다. 그래서 텔로미어의 길이를 노화의 상징이라고 말한다. 그런데 이 텔로미어의 길이가 짧아지는 것을 운동이 막아준다는 연구결과가 있다.

2017년 미국 브리검영대학교의 래리 터커(Larry Tucker)교수는 운동이 텔로미어에 미치는 영향에 관해 발표했다. 5천823명의 20~84세 성인 남녀를 무작위로 뽑아 연구한 결과 습관적으로 운동한 사람이 그렇지 않은 사람에 비해 텔로미어가 길었다. 세포 기준으로 운동을 한 그룹과 안 한 그룹의 나이 차이가 무려 9년이었다. 이는 운동을 하면 안 했을 때에 비해 9년이나 젊게 살 수 있다는 뜻이다.

운동은 '양날의 칼'이라 할 수 있다. 무리한 운동이 노화를 불러

올 수도 있지만 적당히 하는 운동은 오히려 세포나이를 젊게 만들 수 있다. 다이어트를 위한 운동을 하며 동안이 될지 노안이 될지는 우리의 선택에 달려 있다. 당장 자신이 하는 운동이 무산소 운동인지 유산소 운동인지 살펴보자. 혹시 하나에만 치우쳐 있지는 않은가?

영화 〈벤자민 버튼의 시간은 거꾸로 간다〉를 인상 깊게 봤다. 1차 세계대전 말, 죽는 날을 앞둔 80세 노인으로 벤자민 버튼이란 이름의 아이가 세상에 태어났다. 벤자민 버튼은 부모에게 버려져 양로원에서 노인들과 함께 지내는데, 시간이 지날수록 반대로 점점 젊어진다. 12세가 되었을 때는 80대에서 젊어져 60대의 외모를 갖게 된다. 특수 분장과 컴퓨터 그래픽을 통해 시간을 거슬러 올라가는 배우 브래드 피트의 모습이 흥미로웠다.

"매일매일 젊어지는 기분은 어때?"

영화 속에서 벤자민 버튼의 아내 데이지가 남편에게 매일 젊어지는 기분을 묻는다. 나날이 젊어지는 기분이란 상상만으로도 신나는 일이 아닐까? 우리도 적절한 운동을 통해 그 기분을 느낄 수 있다. 물론 우리가 영화 속 벤자민 버튼처럼 매일 젊어질 수는 없다. 하지만 제대로 알고 운동하면 최소한 운동으로 인한 노화의 부작용을 괴로워할 일은 없다.

운동을 잘못하면 늙는다. 제대로 알고 운동하자.

24
스피닝, 스트레스까지 날려버리는 운동

(!) "스피닝이요? 저한테는 스트레스 해소가 가장 큰 효과고요. 인생에 정말 큰 도움 됐습니다. 스트레스 해소만큼 중독성 강한 게 없네요. 다른 운동을 못해요. 어휴."

"스피닝이 스트레스 해소에 좋다는 건 인정해요. 신나게 운동하고 땀나면 그 개운함 때문에 4년째 스피닝을 못 끊어요."

"체력이 좋아지고 없던 근육이 생겼어요. 몸무게도 조금씩 줄지만 그것보다 체형 변화가 더 큰 것 같아요. 옷 사이즈가 한 사이즈 줄었어요."

네이버 카페 '스피닝 자전거 타는 사람들'에 올라온 내용이다. 이 카페에는 스피닝을 아무것도 모르는 사람부터 4~5년 이상의 스피닝 경력을 지닌 사람까지 다양한 사람이 가입해 있다. 코로나19 때문에 외출이 자유롭지 않은 요즈음엔 스피닝 바이크를 직접 사서 '홈 스피닝'을 즐기는 사람도 많다. 스피닝은 다른 운동에 비해 매력이 많고 중독성이 강하다.

실내 자전거 개량한 '스피닝'
페달 밟으며 음악에 맞춰 운동

스피닝은 1987년 남아프리카공화국 출신 철인3종 경기 선수인 조니G로부터 나온 운동이다. 조니는 임신 중인 아내 곁을 떠나지 않기 위해 실내 자전거를 개량해서 '스피너'라는 것을 만들었다. 도로 주행 훈련을 대신해 실내에서 몸을 단련하기 위해서였다. 스피너를 시초로 지금의 스피닝 전용 바이크를 만들고 여기에 음악과 실내조명까지 더해졌다. 한마디로 스피닝은 바이크의 페달을 밟으며 음악에 맞춰 동작을 취하는 운동이다.

나는 대학생 시절부터 스피닝을 탔다. 스피닝을 접한 지 10년이 넘은 셈이다. 물론 중간에 스피닝을 쉰 적도 있고 다른 운동도 배웠지만 결국 스피닝을 대체할 만한 운동을 찾지 못했다. 감히

"내 인생은 스피닝을 배우기 전과 후로 나눈다."라고 말할 정도로 스피닝 예찬론자다. 스피닝이 얼마나 좋았던지 약사를 그만두고 스피닝 강사를 해보려고 맘먹은 적도 있다. 그래서 스피닝 강사 수료증까지 취득했다. 쑥스럽지만 GX(Group Exercise·그룹운동) 프로그램으로 스피닝이 있는 몇몇 헬스장에 이력서를 내고 면접도 봤다.

코로나19의 영향으로 비대면(untact) 시대가 찾아왔다. 자연스럽게 먹방, 쿡방, 게임, 뷰티, 운동, 건강 등 다양한 장르에서 활약하는 유튜버가 많아졌고, 스피닝 타는 것을 보여주는 유튜버도 심심찮게 본다. 그중에서도 직장인 브이로그(VLOG·비디오와 블로그의 합성어로 일상을 촬영한 콘텐츠) 채널을 운영하는 한시연 님의 유튜브를 종종 시청한다.

자칭 브이로그 맛집이라는 한시연 님의 유튜브 채널은 불과 2년 만에 구독자 20만 명을 돌파했다. 외국계 기업에 다니며 야근을 밥 먹듯 하면서도 출근 전에 공부를 하고 술자리를 갖기 전에 운동을 한다. 그녀의 열정적인 생활을 보면 '유튜브계의 유노윤호'라는 수식어가 괜히 만들어진 게 아님을 알 수 있다.

유튜버 한시연 님이 사랑하는 운동도 스피닝이다. 그녀는 술을 마실 때도 스피닝 노래를 틀어놓는다. 야근 전과 저녁 약속 전 등 틈만 나면 스피닝을 타는 그녀를 보며 역시 스피닝은 헤어 나올 수 없는 매력을 가진 운동이라고 확인할 수 있다. 유튜브 댓글을 보면 그녀를 통해 스피닝을 접했다고 간증하는 사람도 꽤 있다.

나는 임신 후 스피닝을 타지 못한다. 스피닝 생각이 간절할 때엔 스피닝 영상을 보거나 스피닝 음악을 튼다. 하지만 이것으로도 턱밑까지 차오르는 숨참과 현란한 조명과 함께 쿵쿵 뛰는 심장 소리를 대신할 수 없다. 과연 나를 비롯한 많은 사람을 헤어 나올 수 없게 만드는 스피닝의 매력은 무엇일까?

첫째, 스피닝은 스트레스 해소에 도움이 된다. 다이어트를 하는 데 식이요법과 운동만큼 중요한 것이 스트레스 관리이다. 스트레스를 받으면 우리 몸에서 코르티솔이라는 호르몬이 나온다. 코르티솔은 지방의 합성을 촉진시켜 기초 대사량이 낮아진다. 적게 먹어도 살이 찌는 체질로 변해가는 것이다.

실제 2017년 영국 유니버시티 칼리지 런던(UCL) 의과대학 역학-공중보건학 교수 새러 잭슨 박사 연구팀이 성인 2천527명을 대상으로 진행한 조사에서 만성 스트레스가 비만을 촉진한다는 것이 확인되었다. 이 연구는 참가자의 모발 샘플에서 코르티솔 수치를 측정하고 체중, 체질량지수(BMI), 허리둘레와의 연관성을 분석했다. 연구결과 비만에 해당하는 사람의 코르티솔 수치가 높았다. 즉 장기적으로 스트레스에 노출되면 코르티솔 수치가 올라가고 비만의 원인이 될 수 있음을 보여주었다.

빠르고 신나는 음악과 함께 오색조명의 미러볼이 돌아간다. 스피닝 강사의 구령에 따라 페달을 밟는다. 서서히 가속도를 높인다. 페달을 밟으며 몸을 흔들고 비튼다. 음악에 맞춰 웨이브를 하고 소리를 지른다. 음악에 이끌려 자신을 잠시 잊는다. 가끔 민망한 동작을 하지만 서로 신경 쓰지 않는다. 실내조명이 어둡고 스스로 심취하여 부끄러움조차 느끼지 못하기 때문이다. 음악이 끝나면 가쁜 숨을 몰아쉬며 물 한 모금 마신다. 땀을 닦을 새도 없이 다음 곡이 흘러나오고 다시 페달을 밟기 시작한다. 스피닝실의 유리창에는 하얗게 김이 서린다.

스피닝, 3분에 420kcal 소모
스트레스 풀고 땀 줄줄줄

이것이 스피닝을 탈 때의 모습이다. 읽기만 해도 몸이 들썩이고 스트레스가 절로 풀리는 게 느껴지지 않는가? 실제로 나는 스피닝을 타지 않는 날이면 몸이 찌뿌둥하고 컨디션이 떨어지는 것을 느낀다. 이 글을 쓰는 지금도 신나는 음악에 맞춰 소리 지르고 몸을 흔드는 스피닝이 간절히 생각난다.

둘째, 스피닝은 다른 운동과 비교해서 운동 효과가 크다. 2016년에 방송된 TV 프로그램 〈더 바디쇼〉에서 '칼로리 마이너스 배틀'이라는 이름의 흥미로운 실험을 진행했다. 배틀로프팀, 스피닝팀, 타바타팀의 어떤 운동이 칼로리 소모가 많은지를 비교했다. 배틀로프팀은 양손에 길고 굵은 로프를 쥐고 흔드는 전신

운동을 하였고, 스피닝팀은 신나는 음악에 맞춰 스피닝을 탔다. 타바타팀은 짧은 시간 안에 타바타라는 고강도 운동을 반복하는 일종의 서킷트레이닝을 했다.

동일하게 3분 동안 운동하고 칼로리가 얼마나 소모되었는지 확인했다. 세 가지 운동 중 스피닝팀이 칼로리 소모가 가장 많았다. 3분 만에 420kcal를 소모하여 압도적인 1위를 차지했다. 타바타팀은 279kcal로 2등을 했고, 3등인 베틀로프팀은 204kcal를 소모하였다. 스피닝팀은 3등 배틀로프팀에 비하면 동일 시간에 2배 이상의 칼로리를 소모했으니 운동 효과가 어마어마했다.

실제 스피닝을 타본 사람은 운동 효과가 클 수밖에 없다고 인정한다. 페달을 밟으면서 다양한 상체 동작까지 따라 해야 하므로 1시간에 평균 600~1,000kcal 정도가 소모된다고 한다. 더구나 스피닝 전용 바이크 위에서 밸런스를 유지하다 보니 코어 근육이 발달한다. 상, 하체를 모두 쓰는 전신운동이면서 근력운동까지 가능하다.

나는 10km 단축마라톤을 신청한 후 평소처럼 스피닝을 타는 것 외에는 어떤 준비도 하지 않았다. 하지만 생전 처음 뛰어보는 단축마라톤 10km가 별로 힘들지 않았다. 평소 스피닝을 타면서 심폐지구력이 단련되었기 때문이다.

이 밖에 스피닝은 단체 수업이어서 새로운 인연을 만드는 데 도움이 된다. 취향이나 목표가 비슷한 사람과 운동하니 굉장히 신나는 일이다. 인천에서 스피닝을 함께 탔던 강사, 회원과 아직도 연락을 한다. 함께 스피닝 대회를 준비했던 회원과는 잊지 못할 추억까지 나누었다. 직업, 학력, 나이 등과 관계없이 함께 땀 흘리며 운동했던 기억은 서로를 돈독하게 만들어 준다.

다이어트 운동에 스피닝 으뜸
요요현상 귀차니즘 싹 사라져

물론 스피닝을 탈 때 주의해야할 점도 있다. 스피닝은 주로 동작이 안장에서 엉덩이를 떼고 움직여야 한다. 그래서 주로 골반과 꼬리뼈에 체중이 실린다. 만약 안장 높이와 핸들 위치가 몸에 맞지 않으면 통증이 생길 수 있다. 그러므로 스피닝 바이크의 안장, 핸들 높이 조절이 힘든 경우 반드시 강사에게 문의해야 한다.

또한 스피닝은 타기 전 준비 운동이 필수이다. 먼저 근육과 관절을 이완시켜놔야 손상되는 위험을 줄일 수 있다. 자칫 무리하면 즐거운 분위기에 휩쓸려 부상으로 이어질 수 있다.

많은 사람이 새해가 시작될 때마다 소망하는 결심 중 하나가 바로 '다이어트'다. 하지만 다이어트를 떠올리면 생각나는 단어는 '요요현상' '귀차니즘' '힘듦' 등 부정적인 것이 대부분이다.

다이어트는 언젠가는 실행해야 하지만 미룰 수 있을 때까지 늦추고 싶은 숙제 같다. 언젠간 한다면 좀더 빠르게 그리고 재미있어야 좋지 않을까? 그런 면에서 스피닝은 내가 다이어트를 하는 사람들에게 추천하고 싶은 운동 중 단연 1순위다.

혼자 운동하기를 싫어하거나 쉽게 지루해 하는 편인가? 먹는 것을 줄여가며 하는 다이어트에 힘이 드는가? 다이어트로 인한 스트레스를 풀 방법을 찾는가? 혹시 당신에게 해당되는 이야기라면 다이어트를 위한 운동으로 스피닝을 시작하면 어떨까?

HOT POINT

스피닝의 필수 준비물

▶ 옷: 보통 헬스장의 G.X로 진행되는 스피닝은 운동복이 제공된다. 그럼에도 개인 옷을 준비하는 것을 추천한다. 몸매가 드러나는 옷은 거울로 비치는 나의 동작들을 확인하는 데 도움이 된다. 또한 예쁜 운동복을 입으면 더 신나게 운동할 수 있다. 통이 큰 바지는 오히려 스피닝 바이크에 걸려 운동하는 데 방해가 되거나 다칠 수 있는 위험이 있다.

▶ 물병: 물병 없이 스피닝을 탄다는 것은 상상할 수 없는 일이다. 비오듯 흘러내리는 땀만큼 충분한 수분 공급을 해주어야 한다.

▶ 신발: 편한 운동화를 추천한다. 되도록 바닥이 딱딱한 신발이 좋다.

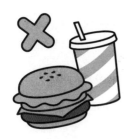

25
마라톤, 성취감을 느낄 수 있는 최고의 운동

! "여보! 나 다녀올게!"

"진짜로 가는 거야? 혼자서?"

"응! 한다고 했잖아! 꼭 완주하고 올게!"

2018년 10월. 나에게 기적이 일어났다. 10km 단축마라톤을 완주한 것이다. 비록 42.195km가 아닌 10km를 뛰었고 기록도 1시간이 넘었다. 하지만 나에겐 엄청난 일이었다. 나는 학창시절부터 책상 앞에 앉아 있는 건 자신 있었다. 반대로 체육복을 입는 시간은 곤욕이었다. 학교에서 50m, 100m 달리기를 하면 꼴찌는 떼놓은 당상이었다.

초등학교 시절 운동회를 하면 달리기에서 1등과 2등을 했을 때 손등 위에 '참 잘 했어요.' 도장을 찍어주었다. 초등학교 6년 내내 '참 잘 했어요.' 도장을 한 번도 받지 못했던 게 한이 되었다. 그래서 성인이 되자 '참 잘 했어요.' 도장을 직접 구매했다. 그때의 한을 풀기라도 하듯 나의 다이어리와 책 등 여기저기에 '참 잘 했어요.' 도장이 가득하다.

《노르웨이의 숲》《1Q84》《기사단장 죽이기》《해변의 카프카》《태엽 감는 새》… 모두 무라카미 하루키의 소설이다. 읽어보진 않았어도 누구나 책 제목 한 번쯤은 들어봤을 것이다. 현재 그의 작품은 45개 이상의 언어로 번역되어 전 세계 독자들에게 사랑받고 있다. 나 역시 그의 소설을 좋아한다. 그의 소설은 중독성이 있다. 감정 표현이 섬세해서 읽으면 코끝이 찡해질 때가 많다.

10km 마라톤 완주하니 짜릿
아침 30분 달리기도 거뜬

그런데 무라카미 하루키의 매력을 제대로 알기 위해선 그의 에세이를 읽어봐야 한다. 여행, 달리기, 재즈 그리고 위스키에 관한 것 등 소설만큼이나 많은 에세이를 썼다. 에세이를 읽으면 그가

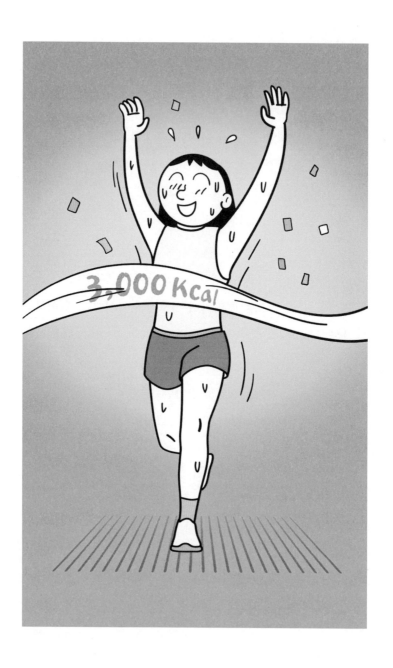

어떻게 70대가 된 지금도 여전히 작품 활동을 이어오는지 알 수 있다. 성실한 태도, 진중함, 꾸준함을 이끌어 내기 위해 끊임없이 생각하고 노력하는 모습은 존경스럽다.

하루키를 말할 때 빠질 수 없는 것이 달리기다. 《달리기를 말할 때 내가 하고 싶은 이야기》라는 에세이를 읽고 나면 누구나 그처럼 달리기를 시작하고 싶다는 생각이 들 것이다. 그는 전 세계를 돌며 글을 썼고 달리기를 했다. 하와이, 아테네, 보스턴, 뉴욕을 오가며 수십 차례의 마라톤과 철인3종 경기, 100km 울트라 마라톤까지 도전했다. 에세이 속에서 달리기의 다이어트 효과나 체력 증진의 효과만을 이야기하진 않는다. 오히려 달리기를 통해 인생의 깨달음을 얻은 것들을 이야기한다.

하루키의 에세이를 읽고 덜컥 마라톤을 신청했다. 당시 내가 경험한 마라톤 비슷한 거라곤 러닝머신 위에서 빨리 걷기 정도였다. 5km, 10km, 하프마라톤, 풀코스 마라톤 4가지 중 선택할 수 있었다. 처음이니 5km에 도전을 해볼까 고민하다 스피닝을 타면서 폐활량이 좋아졌을 거라고 합리화시켜 10km를 신청했다. 대회까지는 약 두 달 정도의 시간이 있었다. 하지만 두 달 동안에도 이런저런 핑계로 10km를 뛰어본 적은 없다.

결전의 날, 혼자 택시를 타고 경기장에 갔다. 커플이나 가족이 함께 오기도 했고 타 지역에서 단체로 온 사람들도 꽤 있었다. 대부분 멋진 운동복 차림이었고, 몇몇은 전문 선수처럼 검게 그을린 피부에 근육까지 갖추었다. 나는 한쪽에서 조용히 준비운동을 마치고 출발 신호와 함께 달리기 시작했다.

생각보다 할만 했고 기대보다 재밌었다. 초반에 많은 사람이 빠른 속도로 나를 추월했다. 눈앞에서 나를 제치고 앞으로 나아가는 사람을 보는 경험은 특별했다. 나는 욕심이 많은 편이다. 지는 걸 싫어한다. 그런데 이상하게 마라톤에서 나를 추월하는 사람을 볼 때는 마음의 큰 동요가 없었다. 오히려 '저 사람은 저 사람대로, 나는 나대로의 페이스가 있지'란 생각이 들었다. 조급함이 생기지도 않았다.

달리다 보니 어느 순간 10km 구간이 끝났다.

문득 인생도 이와 같다는 생각이 들었다. 나는 무엇이든지 남들보다 더 빨리 더 좋은 실력으로 앞서는 게 중요하다고 생각하며 살았다. 그런데 각자의 속도가 달라 누가 먼저 결승선에 도달했느냐보다 언제라도 도달했다는 게 중요하다고 깨달았다.

또 마라톤 코스에는 내리막길도 있고 오르막길도 있다. 반환점을 돌면 왔던 길을 다시 되돌아 가야했다. 쉬운 길, 힘든 길 등을 뛰고 결승선에 도달하는 과정을 묵묵히 견디는 것이 앞으로 내가 살면서 할 일이라고 생각했다.

세상에 아무리 위대한 업적이라도 처음은 한 발 한 발 내딛는 것부터 시작한다. 그 과정에서 앞에 있던 사람이 뒤처지기도 하고 뒤에 있던 사람이 앞서가기도 한다. 조급함을 버리고 자신의 한계와 싸워야만 결과를 낼 수 있다.

비록 한 번이었지만 10km 단축마라톤을 완주했다는 성취감은 꽤 오래 남았다. 10km보다 더 뛸 수 있다는 자신감까지 생겼다. 언젠간 하프마라톤 그리고 42.195km 풀코스에 도전을 하리라고 마음먹었다. 목표가 생기자 아침에 일어나 30분 정도 달리는 게 힘들지 않았다.

마라톤은 장소 장비 등 제약 없어 편안한 마음으로 그냥 뛰면 OK

나는 주위 사람에게 마라톤을 추천한다. 마라톤을 고민하는 사람에겐 우선 대회에 신청을 하라고 말한다. 자신이 없으면 5km 부터 도전하면 된다. 마라톤을 추천하는 이유와 매력 3가지를 말하겠다.

첫째, 마라톤은 특별한 기술, 장비, 장소, 시간의 제약이 없다. '장비빨'이라는 단어를 들어보았을 것이다. 나는 무엇을 하든 장비부터 구입하는 타입이다. 여러 운동을 접하면서 우리 집의 살림은 점점 늘어났다.

집에서 사이클을 타겠다며 가정용 바이크를 구입했다. 근력운동이 중요하다고 가정용 덤벨을 무게별로 샀다. 아침 수영을 위해 수영복, 수모, 수경 등과 또 당연히 이것들을 담을 깜찍한 파우치도 구입했다. 요가를 위해 '요가복'을 세트로 장만했다. 폴 댄스를 배울 때에는 탑과 프릴이 달린 정식 의상을 입어야 자신감이 붙었다. 개인 PT를 받기 위해서는 헬스 스트랩 정도는 있어 줘야 하는 거 아닐까?

사정이 이렇다 보니 이제 무언가를 배우겠다고 하면 주위에서 '또 돈 들게 생겼군.'이라며 나대신 걱정을 해 준다. 그런데 지금껏 해온 운동 중 장비 없이도 가능한 '가성비 갑' 운동이 있다. 바로 마라톤이다. 편안 옷차림에 운동화만 있으면 가능하다. 장비뿐만 아니라 특별한 기술도 필요 없다. 누구나 초등학교 시절부터 체육시간에 달리기 정도는 해 보았을 테니 말이다. 장소나 시간의 제약도 없다. 편안한 복장과 마음으로 동네 한 바퀴 뛰는 것부터 시작해보자. 물론 42.195km를 완주하기 위해 어느 정도의 준비는 필요하다.

둘째, 마라톤은 운동 효과가 뛰어나다. 마라톤은 오랜 시간 달리면서 상체와 하체 근육을 모두 사용한다. 그래서 심폐지구력을 높이는 유산소 운동인 동시에 전신 근력 향상에도 도움이 된다. 장시간 달리면서 몸에 축적된 지방이 연소된다. 만약 42.195km를 완주하면 약 3천kcal가 소모되어 체중 조절에도 좋다.

달리면서 땀을 흠뻑 흘리고 나면 노폐물이 배출되어 혈액의 흐름이 활발해진다. 혈액순환이 좋아지면 피로감과 무기력증을 극복하는 데 도움이 된다. 실제로 나는 아침에 30분 정도 달리기를 했을 때 하루가 활기차고 피로가 쌓이지 않는 것을 경험했다.

셋째, 마라톤은 중독성과 성취감이 있는 운동이다. 마라톤 대회에 나가고 아침 조깅을 하면서 신기한 경험을 했다. 어느 정도 달리다 보면 오히려 몸이 가벼워지고 머리가 맑아지는 느낌이 든다. 이때는 달린다는 느낌보다 몸이 저절로 리듬에 맞추어 움직이는 듯하다. 출근만 아니라면 멈추고 싶지 않을 때도 있다. 이것을 '러너스 하이' 또는 '러닝 하이'라고 한다.

'러너스 하이'는 1979년 미국 캘리포니아대학교 심리학자인 A.J. 맨델이 정신과학 논문에 처음 쓰기 시작한 용어다. 그 후 여러 연구가 있는데 최근에는 운동 중에 생성되는 엔도르핀과 관련된 것으로 보고 있다. 엔도르핀은 마약과 같이 기분을 좋게 하고 진통작용이 있는 신경전달 물질이다. 그래서 전문가들은 마라톤 운동을 우울증이나 중독증상이 있는 환자에게 권한다. 여기에 더해 달리면서 주위의 아름다운 자연과 풍경을 보면 마라톤을 그만둘 수 없게 만든다.

달리면 엔도르핀 팍팍 솟아
무기력 사라지고 근력 불끈

또한 5km, 10km, 하프, 풀코스 등 자신이 목표를 정해 놓고 도전하기 때문에 어떤 운동보다도 성취감이 뛰어나다. 목표를 하나씩 달성할 때마다 얻는 기쁨을 느끼고 싶다면 지금 당장 마라톤에 도전하길 바란다.

매년 엄청난 수의 마라톤 대회가 개최된다. 지역마다 다양한 마라톤이 있고 심지어 유명한 해외 마라톤에 참가하기 위해 비행기를 타는 사람도 있다. 처음에는 건강 증진의 목적으로 혹은 다이어트를 위해 도전했던 사람이 이제는 마라톤의 참 매력을 알게 됐다.

가까운 공원에 산책을 나가면 마라톤 동호회원들이 함께 운동한다. 검게 그을린 피부와 살짝살짝 보이는 잔 근육들이 부럽다. 나도 언젠간 단련된 잔 근육들을 가지고 하프마라톤을 넘어 풀코스까지 도전할 것이다. 그때 다시 한 번 마라톤의 참 매력을 이야기하고 싶다.

만약 내가 묘비를 세우고 비문을 선택한다면 하루키처럼 다음처럼 써넣고 싶다.

무라카미 하루키	//	이미나
작가(그리고 러너)	//	약사(그리고 러너)
1949-20**	//	199*~20**
적어도 끝까지 걷지는 않았다	//	좌동

_무라카미 하루키《달리기를 말할 때 내가 하고 싶은 이야기》

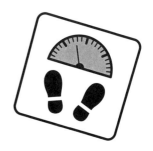

효과를 극대화할 수 있는 홈트레이닝 방법

'홈 루덴스 족' 늘자 커피머신 정수기 판매량 증가

_스포츠서울 2019. 7. 17

이마트24 '홈 루덴스 족' 겨냥한 스낵3종 출시

_연합뉴스 2020. 2. 16

여가생활부터 홈인테리어까지… 코로나 시대, 늘어나는 '홈 루덴스 족'

_아시아경제 2020. 7. 25

호모루덴스(Homo Ludens)라는 단어가 있다. 네덜란드의 인류학자 요한 하위징아가 말한 '인간은 놀이하며 유희하는 존재'라는 의미를 가진 단어이다. 그런데 최근 이 단어는 트렌드에 맞춰 약간 변형되었다. 집을 의미하는 홈(Home)과 놀이를 한다는 뜻의 루덴스(Ludens)가 합쳐져 '집에서 노는 것을 좋아하는 사람들'을 의미하는 '홈 루덴스 족(Home Ludens)'이란 신조어가 만들어졌다.

2020년 8월 시장조사 전문기업 엠브레인 트렌드모니터가 만 19세~59세 성인 남녀 1천 명을 대상으로 조사한 결과 65.3%가 자신이 홈 루덴스 족(Home Ludens)에 해당한다고 응답했다. 더구나 최근 코로나19 예방을 위한 '사회적 거리두기'와 삶의 질을 중요시하는 사회 분위기가 맞물리면서 전문가들은 홈 루덴스 문화가 점점 확산될 것이라고 예측한다.

남의 눈치 안 보고 내 식대로 운동
'홈트' 비용 절감까지 일석이조

다이어트에도 홈 루덴스 문화가 반영된다.

바로 '홈 트레이닝'이다.

집이라는 뜻의 'Home'과 훈련을 뜻하는 'Training'을 합친 단어로, 집에서 하는 운동을 말한다. 요즘엔 짧게 '홈트'라고 부르기도 한다.

다이어트를 위한 운동을 할 때, '홈 트레이닝'만 잘 활용해도 성공확률을 높일 수 있다고 생각한다. 특별히 돈을 들여 헬스장에 등록하지 않아도 얼마든지 유산소 운동과 근력운동을 할 수 있기 때문이다. 눈이 오나 비가 오나 날씨에 상관없이 시간만 내면 가능한 것도 홈 트레이닝의 장점이다. 게다가 나와 같이 소심한 사람은 홈 트레이닝으로 운동을 시작하는 게 부담이 없다. 처음 헬스장에 갔을 때 어떤 운동을 해야 할지, 기구를 어떻게 사용하는지 잘 몰랐다. 주변 사람에게 물어볼 용기도 없어서 쭈뼛거리다가 결국 러닝머신만 1~2시간 타곤 했다. 어쩌다 기구를 사용할 때면 괜히 남을 의식하느라 운동에 집중하지 못했다. 하지만 홈 트레이닝을 하면 남의 눈치를 보지 않아도 되니 편하게 운동에 집중할 수 있다.

하지만 장점은 곧 단점도 될 수 있다. 남의 눈치를 보지 않고 언제든 하므로 추진력과 의지력이 없는 사람은 쉽게 포기할 수 있다. 또 혼자 운동을 하면 자칫 잘못된 자세로 트레이닝을 계속 하면 부상의 위험도 따른다.

홈 트레이닝으로 가장 많이 하는 근력운동인 스쿼트를 예로 들어보자. 스쿼트는 허벅지가 무릎과 수평이 될 때까지 앉았다 섰다를 반복하는 동작이다. 하체 근력을 키우는 데 효과적이다. 하지만 스쿼트를 할 때 무릎이 발가락보다 더 앞으로 나가면 오히려 관절에 무리가 올 수 있다.

나는 한동안 개인트레이닝 받을 수 없고 스피닝도 탈 수 없던 기간이 있었다. 너무 심한 운동중독으로 운동 강도를 일부러 줄이기로 결정했기 때문이다. 대신 이 기간 동안 홈 트레이닝을 했다. 집에서 혼자 운동하니 운동효과가 떨어져 살이 찔 거라고 걱정했다. 그러나 꾸준히 홈 트레이닝을 하니 시간도 여유롭게 사용할 뿐만 아니라 다이어트 효과까지 볼 수 있었다.

홈 트레이닝으로 유명한 인플루언서 중 〈스미 홈트〉의 '스미'님은 처음부터 운동을 좋아하거나 몸매가 멋지지 않았다. 스미 님은 가족과 친구 없이 타국에서 지내다가 산후우울증에 빠져 운동을 시작했다.

두 아이의 엄마임에도 이제는 멋진 몸매에 책도 출간한 작가가 되었다. 또 SNS 팔로워가 40만 명이 넘어 '스미어터'라는 신조어까지 만든 유명인이 되었다. 최근에는 다이어트 관련 사업까지 시도하여 성공하고 있다.

이쯤이면 큰돈이나 많은 시간을 투자하지 않아도 다이어트 효과를 볼 수 있는 홈 트레이닝에 관심이 간다. 장점과 단점 모두 갖고 있는 홈 트레이닝으로 다이어트 효과를 보려면 어떻게 해야 할까? 내 경험을 토대로 효율적인 홈 트레이닝 방법 3가지를 알려 주겠다.

첫째, 규칙적인 시간을 정해놓고 나만의 프로그램을 짠다. 앞 장에서도 이야기했지만 다이어트를 위해서는 무엇보다도 규칙

적인 생활 습관이 중요하고 운동 역시 규칙적으로 해야 도움이
된다.

홈 트레이닝은 나와의 약속이다. 중간에 그만 둔다고 아무도
뭐라고 하지 않는다. 그래서 시간이나 프로그램을 정해놓지 않으
면 중단하기 쉽다. 그러므로 우선 언제 시간을 낼 수 있는지를 따
져봐야 한다. 내 경험상 대체로 출근하기 전의 아침 시간대가 운
동하기에 좋다.

자기만의 규칙 프로그램 구축
욕심 버리고 '홈트'하면 OK

퇴근한 후에 운동을 하겠다고 마음먹어도 회식이나 저녁 약속
등이 겹치다 보면 흐지부지될 수 있기 때문이다.

유산소 운동과 근력운동이 적절히 섞이도록 자신만의 프로그
램을 짜는 것도 중요하다. 운동 시간은 처음에 30분 내외로 시작
해서 1시간 정도로 서서히 늘리는 것을 추천한다. 나는 처음 홈
트레이닝을 시작했을 때 무조건 아침에 눈을 뜨면 집 밖으로 나
갔다. 짧게는 10분에서 30분 정도 동네를 걷거나 뛰면서 몸에 열
을 내고 집에 들어왔다. 그리고 나면 잠이 깨면서 몸이 풀렸고 그
후 집에서 근력운동을 했다. 근력운동은 플랭크, 스쿼트나 런지
처럼 기본 동작부터 시작했다. 지루하지 않게 일주일에 1~2번은

영상을 틀어놓고 따라했다.

혼자 프로그램을 짜는 것이 쉽지 않으면 어플이나 영상의 도움을 받으면 좋다. 요즈음엔 유튜브만 검색해도 내 스타일에 맞는 운동 영상을 찾는 게 어렵지 않다. 막연하게 '이 유튜버의 영상을 보면서 따라하자.'는 계획보다 '일주일에 몇 회, 무슨 요일, 어떤 운동을 어느 정도 시간동안 하겠다.'는 구체적인 계획을 세워야 좋다.

둘째, 큰 욕심을 갖지 말자. 나는 처음 홈 트레이닝을 시작했을 때, 30분 정도의 간단한 산책과 플랭크를 했다. 이것이 어느 정도 습관이 되자 점점 운동 시간과 강도를 늘려 나갔다. 나중에는 새벽 5시에 일어나서 거의 2시간 정도 운동을 했다. 그러나 운동 시간과 강도가 늘어나자 일상생활에 영향이 끼치는 것을 느꼈다. 하루 종일 피곤했고 집중력이 떨어졌다. 결국은 억지로 운동 시간을 줄여야 했다.

나와 같은 실수를 하는 사람이 많다. 특히 혼자 운동하다 보면 다이어트를 빠르게 하고 싶거나 근력을 빨리 키우고 싶은 욕심이 생긴다. 그러다 보니 과도하게 동작을 하거나 힘을 줄 때가 있다. 하지만 무리한 운동은 부상으로 이어질 위험도 있고 운동에 흥미를 잃게 만들 수도 있다.

자신의 의지가 중요한 홈 트레이닝에 흥미가 사라진다면 장기적으로는 실패한 거나 다름없다.

관절에 무리를 주는 어려운 동작을 피하고 몸에 부담이 되지 않는 계획을 짜야 좋다. 다이어트의 성공은 식이요법, 운동 그리고 스트레스 줄이기에 달렸다. 이 사실을 잊지 말고 홈 트레이닝을 하는 것이 중요하다.

셋째, 집에서 하는 운동일지라도 준비는 완벽하게 한다. 개인의 성향이 다르겠지만 나는 홈 트레이닝을 할 때도 마치 헬스장에서 운동하는 것처럼 복장을 갖췄다. 우선 매트와 운동복은 필수다. 매트는 운동 동작을 할 때마다 쿵쿵거리는 소음을 방지하므로 반드시 필요하다. 또 매트는 동작을 정확하게 하도록 발, 손 등을 잡아주는 역할을 한다.

게임하며 운동하는 '홈트' 남편도 열심히 땀 뻘뻘

운동복은 몸에 밀착되는 레깅스, 탑이 좋다. 몸의 움직임과 자세를 관찰할 수 있어 운동효과를 높이기 때문이다. 또 탄력이 좋아서 운동 동작이 더 수월해지는 장점도 있다. 그리고 나는 맘에 드는 운동복을 입었을 때에 운동이 더 재밌었다. 자기만족이지만 운동복에 어울려지는 몸을 지켜보는 것도 즐겁다. 그래서 내가 살이 쪘는지, 빠졌는지, 잘 유지하고 있는지 확인할 수 있는 전신 거울도 추천한다.

이 밖에도 헤어밴드, 스트랩, 무릎 보호대 등 홈 트레이닝을 할 때 더욱 더 장비에 신경을 쓴다. 헬스장에 회원등록을 하는 비용 대신에 열심히 다이어트를 하는 나에게 선물을 해주는 건 어떨까?

내가 옆에서 스피닝, 요가, 마라톤 등 여러 운동으로 다이어트를 해도 남편은 별 반응이 없었다. 그러던 남편이 최근 홈 트레이닝에 푹 빠졌다. 바로 게임기를 구입했기 때문이다. 남편의 게임기는 게임을 플레이하며 진행되는 스토리에 운동을 접목했다. 게임 스토리에 몰입감이 있고 적과 싸우며 레벨 업을 해가는 과정이 매우 흥미롭다. 게임기의 부속품을 몸에 부착해서 동작이 제대로 이루어지는지도 확인할 수 있다.

홈 트레이닝은 본인의 체력 상태, 생활 패턴과 기호에 맞는 운동을 선택할 수 있다. 흥미와 꾸준함을 갖추면 큰 스트레스 없이 운동을 할 수 있어 다이어트에 도움이 된다. 지금 당장 다이어트를 시작하고 싶은데 어떤 운동을 해야 할지 잘 모르겠다면 홈 트레이닝을 시도해 보는 것은 어떨까? 특별히 돈 들이지 않고도 가능하다. 다이어트를 하려는 의지가 있으면 지금 당장 시작하라.

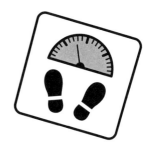

유형별 다이어트 방법

 우리 집에는 '마요'라는 이름을 가진 퓨어크림 닥스훈트 종의 개가 함께 산다. 애완견을 기르다 보니 나는 애완견에 관한 TV 프로그램을 관심 있게 보곤 한다. 즐겨보는 하나가 EBS의 〈세상에 나쁜 개는 없다〉이다. 2019년 8월 말부터 9월 초에 걸쳐 이 프로그램에서 특집방송을 했다. 〈세상에 뚱뚱한 개는 없다 - 비만견 특집 다이어트 독〉이란 제목으로 비만견이 다이어트하는 모습을 방영했다.

이제는 사람뿐만 아니라 개도 다이어트하는 시대이구나 싶어 흥미 있게 지켜보았다.

비만견 모집 공고를 통해 신청한 개가 총 102마리나 되었다. 이 중 서류심사와 면접을 통해 최종 5마리를 선발했다. 20대 1의 경쟁률을 뚫고 뽑힌 5마리의 개는 뚱뚱하다는 공통점 외에 외모도 개성도 제각각이었다. 5마리 개와 보호자들은 1박 2일의 비만캠프를 떠났다. 비만견과 보호자들이 함께한 비만캠프를 보며 그들과 함께 나도 울고 웃던 기억이 난다.

비만캠프에서 행동학 전문 수의사인 설채현 씨가 가장 먼저 한 일이 인상 깊었다. 바로 비만견의 일상을 관찰하며 비만의 원인이 무엇인지를 분석했다. 똑같은 비만견이라고 모두 똑같은 방법으로 다이어트를 하지 않았다.

폭식 습관 멈추려면
식사 일기를 꼭 써라

제트라는 이름의 비글은 워낙 많이 먹어서 비만이 되었다. 제트의 가장 큰 문제는 사람이 먹는 음식을 함께 먹는 것이었다. 그래서 비만이 점점 심해지고 자세까지 틀어지면서 다리 통증이 있었다. 제트에게는 사람이 먹는 음식을 금지시켰고 운동량을 늘리는 처방이 내려졌다.

이와 반대로 칸이라는 이름의 알래스카 말라뮤트는 먹는 양은 많지 않았다. 그런데 관찰 카메라를 통해 본 일상 속에서 시종일관 움직이지 않는 모습이었다. 활동량이 너무 적었다. 게다가 칸은 검사결과 갑상선 호르몬 이상이 발견되었다. 칸에게는 운동과 약물치료가 함께 병행되었다.

이처럼 애완견뿐만 아니라 우리도 비만의 원인이 무엇인지에 따라 비만을 해결하는 방법이 달라야 한다. 모두 똑같은 방법으로 다이어트를 한다면 다이어트 종류가 다양할 필요가 없다. 왜 살이 쪘고, 왜 많이 먹는지 등에 따라 다이어트의 방법도 달라야 한다.

그렇다면 살이 찌는 원인에 따라 다이어트 방법을 어떻게 바꾸는 것이 도움이 될까?

내 경험에 비추어 이야기하겠다.

스트레스도 폭식을 유발
다이어트할 때 폭식 가장 경계

첫째, 폭식을 자주 하는 경우이다.

'망했다. 오늘도 많이 먹어버렸네. 에잇, 내일부터 다시 굶어야겠네. 이왕 먹어버린 거 오늘 끝까지 먹어버리자!'

폭식과 절식을 오가던 시절 나를 망가뜨렸던 생각이다. 늘 다이어트는 '내일부터'라는 마음이었다. 그래서 먹고 싶은 것을 맘껏 먹을 수 있는 날은 지금이 마지막이라는 생각이 들었다. 내일부터는 먹지 못한다는 생각을 하면 배부른 상태에서도, 먹고 싶지 않아도 계속 음식을 입안으로 넣게 된다. 한 번의 폭식으로 다이어트가 망하는 것은 아니다.

스트레스도 폭식을 유발하는 요인 중 하나다. 만성적인 스트레스는 우리 몸속 호르몬의 불균형을 야기시켜 식욕 조절이 잘 안 되고 결국 체중 증가로 이어진다. 그러므로 다이어트를 할 때 스트레스성 폭식은 가장 경계해야 할 대상이다.

내가 폭식을 멈추는 데 식사일기가 가장 도움을 주었다. 폭식 후에 식사일기를 쓰려면 정말 힘든 일이다. 식욕에 사로잡혀 이성을 잃었던 나의 과거 모습과 마주치기 때문이다. 하지만 무엇보다 자신의 상태를 정확하게 파악하는 것이 가장 중요하다. 내가 어떤 상태에서 얼만한 양을 몇 시간 동안 먹었는지를 상세하게 써야 좋다.

반복하다 보면 내 상태를 인정하는 순간이 온다. 다이어트가 문제가 아니라 내 몸이 비상상태라는 것을 알게 된다. 병원에 가도 치료를 받기 전에 어디가 문제인지 진단받는 과정이 필요하다. 폭식 치료를 위해서도 먼저 자신이 어떤 상황인지 인식하는 것이 중요하다.

운동은 스트레스 해소에 많은 도움이 된다. 특히 요가나 필라

테스처럼 마음을 다스릴 수 있는 것이 좋다. 때로 흠뻑 땀을 흘릴 수 있는 스피닝, 마라톤 등도 좋다. 그리고 평소에 간식거리를 챙겨 다니면서 허기를 달래주면 폭식을 예방할 수 있다.

둘째, 식사보다 야식과 간식을 좋아하는 경우다.

2021년 현재, 〈전지적 참견 시점〉이라는 MBC프로그램이 핫하다. 이 프로그램은 연예인과 매니저가 함께 출연해 일상을 보여준다. 최근 개그맨 유민상이 출연했다. 방송에서 유민상은 대식가처럼 보이는 것과 달리 식사를 거의 하지 않는 반대의 모습을 보여주었다. 매니저와 스타일리스트도 "유민상 씨가 평소 음식을 거의 먹지 않는데 왜 살이 찌는지 모르겠다."고 말할 정도였다. 그런데 알고 보니 그럴만한 이유가 있었다. 매니저와 스타일리스트가 퇴근하자마자 유민상은 바로 편의점으로 가서 구매한 햄버거, 소시지와 샌드위치 등을 집에서 쉬지 않고 먹었다. 유민상은 밥을 먹는 대신 편의점의 즉석식품을 간식과 야식으로 주로 먹어 '소식가 유민상이 거구가 된 비밀'이다.

간식 야식 끊으려면
똑같은 끼니 제때 든든히

'나는 밥을 먹지 않으니 살이 찌지 않을 거야'라며 수시로 간식을 챙겨 먹는 사람이 꽤 많다. 나도 밥을 먹고 난 후의 배부른 느낌이 싫어서 포만감이 적은 초콜릿, 사탕, 젤리 등을 먹곤 했다. 간식으로 먹는 군것질은 빠르게 혈당을 올려 인슐린 분비를 촉진시킨다. 인슐린은 당분을 지방으로 저장하여 체지방으로 만든다. 즉, 쉽게 체지방이 쌓인다. 더구나 포만감이 늦게 오고 유지가 잘 안되기 때문에 더 빨리 배고픔을 느낀다.

또 우리 몸에는 생체시계가 있어서 저녁에는 에너지를 저장하려는 경향이 있다.

그래서 저녁에 먹는 야식은 더 살이 찌기 쉽다. 야식이 반복되면 낮에는 식욕이 없으나 밤이 되면 식욕이 왕성해지면서 습관적으로 먹는 '야식 증후군'을 의심해야 한다.

습관성 간식이나 야식을 끊는 것은 정말 어렵다. 가장 먼저 해야 할 일은 간식, 야식을 먹을 때나 먹지 않을 때나 똑같이 끼니를 든든히 챙겨 먹어야 한다. 처음에는 배가 고프지 않아도 먹어야 하는 것이 힘들다. 또 먹는 양이 늘어 살이 찌니 속상하다. 하지만 시간이 지나면 자연스럽게 간식이나 야식을 챙겨 먹는 횟수가 줄어든다.

간식, 야식의 종류를 오이나 당근, 양배추 등 부담이 덜한 걸로 바꾸면 도움이 된다. 단, 나처럼 오이나 당근을 쌈장에 찍어 먹다가는 한 번에 쌈장 한 통을 다 비우는 일이 생길 수 있으니 주의가 필요하다.

셋째, 음주를 좋아하는 경우다.

나는 음주 후에는 식욕이 훨씬 왕성해진다. 그래서 술자리가 끝난 뒤 집에 돌아와서 아이스크림을 비롯해 컵라면, 과자 등을 먹을 때가 많다. 당연히 다음날은 숙취로 두통과 더부룩함으로 고생한다.

그런데 술을 마신 후에 오히려 식욕이 좋아지는 것이 과학적으로도 증명되었다. 2017년 영국 과학잡지 네이처 커뮤니케이션스에 실린 영국 프란시스 크릭 연구팀의 실험 결과로 쥐에게 알코올을 투여하자 먹는 양이 10~20% 증가했고 특히, 쥐의 뇌를 조사한 결과 식욕이 증가할 때 활동하는 신경세포가 활성화되었다. 이 연구결과는 인간에게도 적용할 수 있다고 한다.

알코올에는 1g당 7kcal의 열량을 함유한다. 술 마시면서 안주로 열량이 높은 육류, 튀김 등을 먹으면 웬만한 한 끼 식사보다 더 많은 칼로리를 섭취한다. 물론 다이어트를 위해서는 술을 마시지 않아야 가장 좋다.

술자리에서 기름안주 멀리 수분 많은 과일 위주로

그렇다고 음주의 즐거움을 평생 버리라는 건 아니다. 만약 술자리가 있으면 되도록 튀김 종류의 안주보다는 수분이 많은 과일 위주로 먹는다. 그리고 이따금 충분히 수분을 보충해서 알코올을 빨리 분해하는 게 좋다.

학창시절 인간 생활의 세 가지 기본요소는 의식주로 옷, 음식, 집이라고 배웠다. 나는 그중에서도 으뜸 기본은 식으로 먹는 것이라고 생각한다. 특히 '먹다'는 맛있는 음식을 먹을 뿐만 아니라 좋아하는 사람과 추억을 만드는 아주 즐거운 행위다. 그런데 먹는 즐거움을 무시하면서까지 남들의 시선과 트렌드에 자신의 심신을 끼워 맞추느라 지친 사람이 많다.

나 역시 그런 사람들 중 하나였다. '먹다'가 즐거움이 아니라 괴로움이 되어 나를 힘들게 했다.

그리고 이를 해결하기 위해 나의 성향과 생활 습관은 무시한 채 무작정 남들이 하는 방법을 따랐다. 나에게 맞지 않은 방법으로는 다이어트를 성공할 수 없다.

이제는 확실하게 이야기할 수 있다. 다이어트에 성공하고 싶다면 무엇보다 나에게 맞는 방법을 찾는 것이 중요하다. 더불어 나에게 가장 어울리는 체형과 체중을 알아야 한다. 사회의 기준, 트렌드가 아닌 나의 스타일, 체형에 맞는 몸을 가져야 좋다. 이를 위해 나 자신에게 집중해보는 게 어떨까? 나의 평소 생활 습관은 어떻고 내가 왜 살이 쪘고 나에게 맞는 식이요법이나 운동 방법은 무엇일까? 정답은 모두 자신에게 있다.

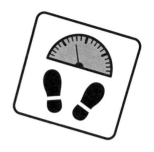

28
나에게 맞는 운동을 찾아라

 "자네 혈액형은 뭔가?"

"A형입니다."

"그래서 자네가 신중하고 우리 딸 성격을 잘 받아 주는군. 안심이네! 역시 A형은 참 성격이 좋아."

남편을 부모님께 처음 소개하던 날, 엄마는 대뜸 남편에게 혈액형을 물어봤다. 그러고는 만족할만한 대답을 들으셨는지 고개를 끄덕이며 웃으셨다. 우리는 결혼 승낙을 받았고 양가의 축복

속에서 결혼을 했다.

우리 엄마처럼 새로운 사람을 만나면 먼저 혈액형을 묻던 때가 있었다. 같은 혈액형을 가졌거나 나와 궁합이 잘 맞는 혈액형을 가진 사람을 만날 때면 괜히 반가웠다. 2005년에는 〈B형 남자친구〉라는 영화가 개봉해서 우리나라 B형 남자들의 원성을 사기도 했다.

2011년부터 네이버에 연재된 〈혈액형에 관한 간단한 고찰〉이란 제목의 웹툰은 2015년까지 평점 9.89를 받으며 늘 인기 웹툰 순위에 올랐다.

지금 생각해 보면 몇 종류 되지도 않는 혈액형만으로 사람을 판단할 수 있다고 믿었던 게 신기하다. 세월이 흐른 이제는 혈액형에 따라 성격이 나뉜다는 말을 믿는 사람은 별로 없는 듯하다. 대신 요즘엔 다른 걸 묻는다.

운동이 재밌고 익숙하려면 최소 5~6개월 꾸준히 해야

"MBTI 뭐 나왔어?"

MBTI는 성격 유형을 검사하는 도구로 4가지 기준에 따라 심리 유형을 분류한다.

총 16가지 성격유형이 나온다. 그리고 결과에 따라 다양한 추천 리스트들이 쏟아진다. MBTI 유형별 추석 잔소리 대처법, MBTI 유형별 어울리는 백과 슈즈 추천 리스트, MBTI 유형별 연인에게 원하는 것, MBTI 유형별 소울메이트, MBTI 유형별 게임 성향, MBTI 유형별 언택트 여행지, MBTI 유형별 공부법 등 심지어 MBTI 유형별 다이어트 방법까지 나왔다.

성격 유형에 따라 많은 것이 달라질 수 있다. 무엇보다도 다이어트 방법을 선택할 때 성격이 영향을 미친다니 말도 안 된다고 생각하는 사람도 있다. 그런데 나는 성격 유형에 따라 다이어트 방법을 다르게 한다는 것에 어느 정도 동의한다.

다양한 종류의 운동을 하면서 느낀 게 있다. 바로 다이어트를 목적으로 하는 운동은 흥미와 꾸준함이 바탕이 되어야 한다. 오랫동안 운동을 하다 보면 흥미가 줄면서 포기하고 싶은 마음이 생긴다. 게다가 다이어트 식이요법과 병행하는 운동은 몸과 정신을 괴롭게 만든다.

따라서 운동에 대한 흥미마저 줄면 운동을 지속하기가 매우 어렵다. 그러므로 본인의 체력 상태에 맞게 운동 강도를 조절하고 흥미 있는 운동을 선택하는 게 중요하다.

내 경험상 무언가를 새롭게 배울 때, 처음부터 재미있고 흥미를 느끼는 경우는 드물다. 특히 운동은 안 하던 동작을 하기 위해 평소 쓰지 않는 근육을 써야 한다. 당연히 초기에는 어렵고 힘들고 재미없다. 그러나 반복하고 시간이 지나면 익숙해지면서 운동의 참 매력을 알게 된다. 사람마다 운동마다 차이는 있겠지만 최소 5~6개월은 꾸준히 해야 도달할 수 있다.

만약 누군가 이 책을 읽고 다이어트를 위해 새로운 운동에 도전한다면 아무리 힘들고 재미없어도 딱 6개월만 버티라고 말하고 싶다. 6개월 후에도 본인과 안 맞다 싶으면 그때 다른 운동을 도전해 보는 게 어떨까?

여러 가지 운동을 직접 경험해 보고 본인에게 맞는 운동을 고를 수 있다면 좋겠지만 그러기 위해서는 시간과 돈이 많이 든다. 그래서 내 경험을 바탕으로 성격에 어울리는 운동이 무엇인지 이야기하겠다.

첫째, 즉흥적이고 열정적이며 충동적인 성향을 가진 사람이다. 이런 사람은 무엇이든 꽂히면 바로 실행으로 옮긴다. 이것은 다이어트에도 해당된다. 어떤 계기로 다이어트를 시작하면 의욕을 불태우며 당장 헬스장의 회원권을 구입한다.

내가 바로 이 케이스이다. 나는 맘먹으면 바로 실행에 옮기는 편이다. 요가를 해야겠다고 맘먹은 날 바로 요가복 세트를 구입했다. 수영을 배워야겠다고 결심한 당일 수영복을 비롯해 수영모, 수경, 세면도구, 방수 가방 등을 모두 구입했다. 홈 트레이닝을 해야겠다고 결단을 내린 순간 매트, 아령, 탄력밴드, 폼 롤러와 마사지볼 등을 구입했다.

하지만 충동적인 사람의 가장 위험한 점은 일만 벌려 놓고 정작 실천에 옮기지 못하는 경우가 많다. 그리고 초기에 다이어트 의욕에 불타올라 너무 힘을 뺀 나머지 얼마 안 가 지쳐버릴 수 있다. 이런 경우 스피닝이나 폴 댄스처럼 꾸준하게 성취감을 느끼고 흥미를 유발하는 운동이 좋다.

내성적인 사람
요가 필라테스 좋아

빠지지 않고 계획대로 한 달 운동을 하면 사 입고 싶었던 옷 구입이나 먹고 싶었던 음식 먹기 등 충분한 보상을 해주면 도움이 된다. 그리고 초기 열정이 불타올랐을 때 조금 무리해서 목표체중보다 더 줄여 놓으면 좋다. 그래야 유지할 때 마음이 편하다.

둘째, 내성적인 성향을 가진 사람이다. 내성적인 사람이 무턱대고 헬스장 회원권을 구입하면 매번 러닝머신만 타고 올 가능성이 크다. 트레이너에게 적극적으로 기구 사용법이나 운동법을 물어봐야 하는 데 성격상 힘들기 때문이다.

쭈뼛쭈뼛 거리다가 결국은 몇 개월 끊은 헬스장에 10번도 가지 못하는 것을 많이 보았다.

내성적인 사람은 오히려 초기 몇 개월이라도 개인 트레이닝 (Personal Training) 받는 것을 추천한다. 헬스장 입장에서는 아무래도 개인 트레이닝을 받는 회원을 더 챙겨 주게 되어 있다. 억지로

라도 헬스장 트레이너와 익숙해지고 운동하는 법에 지식이 쌓이면 헬스장 가는 게 어색하지 않게 된다.

그리고 내성적인 사람은 다른 사람들과 함께 있기보다 홀로 보내는 시간을 중요하게 생각하는 경우가 많다. 그래서 깊게 집중할 수 있는 요가나 필라테스 같은 운동이 좋다.

셋째, 사교적인 성향을 가진 사람이다. 나도 정말 운동을 열심히 하는 타입지만 어딜 가도 나보다 더 열심히 운동하는 사람들이 있다. 바로 '아줌마 부대'다. 서로 친하게 지내는 분들은 하루라도 운동에 빠지면 연락을 주고받아 서로의 생사를 확인한다. 이들에게 운동은 다이어트와 스트레스 해소를 위한 수단이자 취미활동이고 사교모임이다.

다이어트 정체기나 운동에 흥미가 떨어질 때 서로 힘을 주고받을 수 있어 좋다.

사람들과 어울리기 좋아하는 사교적인 타이프는 단체 운동이나 팀을 이루는 운동이 좋다. 줌바댄스, 에어로빅, 테니스, 배드민턴 등의 운동이 도움이 된다. 단, 이때 조심해야 할 것이 있다. 예전에 정말 운동을 열심히 하는 회원들이 있었는데 살이 빠지지 않아 신기했다. 알고 보니 운동이 끝나면 꼭 뒤풀이로 맥주 한 잔씩을 했다. 사교와 친목도 좋지만 내가 지금 다이어트 중임을 절대 잊지 말아야 한다.

"어떻게 빠지지 않고 운동을 해요? 비결 좀 말해줘요?"

"운동 쉬고 싶을 때 없어요? 하기 싫을 때에도 그냥 참고 하는 거예요? 신기해요!"

꾸준히 운동을 하는 나를 보며 많은 사람이 신기함 반, 부러움 반의 눈빛을 보낸다. 처음 보는 회원이 대뜸 어떻게 꾸준히 운동할 수 있냐며 비결을 묻는다. 이럴 때면 내가 꾸준하게 운동을 하고 있구나 싶어 뿌듯하다.

하지만 내가 모든 운동을 꾸준히 해온 것은 아니다. 4개월 정도 수강했던 수영은 끝내 초급반을 탈출하지 못하고 중단한 상태다. 요가는 명상에 도움이 되었지만 활동적인 나의 성향과는 어울리지 않았다. 게임을 싫어하는 나는 게임기로 하는 홈 트레이닝을 지속하기 어려웠다.

그렇다. 내가 운동을 꾸준히 할 수 있는 특별한 비결은 없다. 그냥 나에게 맞는 운동을 찾았을 뿐이다. 나의 성향과 운동의 목적 두 가지를 만족시키는 운동을 찾으면 누구나 꾸준히 운동할 수 있다.

지피지기 백전불태
나를 알아야 다이어트 성공

스키니 진이 유행하던 시절이 있었다. 그때 스키니 진이 어울리는 몸이 되기 위해 힘들게 다이어트를 했다. 하지만 작은 키와 건강한 하체를 가진 나는 살이 빠져도 스키니 진이 어울리지 않았다.

'등골 브레이커'라는 신조어를 만들며 롱 패딩이 유행했다. 중·고등학생들까지 교복처럼 롱 패딩을 입고 다녔다. 유행에 동참하기 위해 롱 패딩을 구입하려고 했다. 하지만 키가 작은 나에게 롱 패딩은 패션 아이템이 아니라 포대자루일 뿐이었다. 아무리 유행하는 아이템이라도 나의 체형에 어울리지 않으면 센스 있는 옷차림과는 아주 멀어진다. 오히려 나의 이미지에 더 방해가 된다.

운동에도 트렌드가 있다. 이소라 비디오 다이어트, 티파니 허리운동, 크로스 핏, 줌바댄스, 폴 댄스, 점핑운동 등 세월에 따라 유행하는 운동이 달라진다. 그런데 유행이라는 이유로 내 몸에 맞지 않는 옷을 고집하면 볼품이 없듯 운동도 무조건 유행을 따라가면 좋지 않다. 이순신장군의 《난중일기》에는 '손자병법'을 상징하는 유명한 문장 '지피지기'가 두 번이나 나온다. 그만큼 중요한 말이라고 생각했기 때문이다. '지피지기 백전불태'라고 했다. 자신을 먼저 알아야 100번 싸워도 100번 이긴다는 말이다. 이 문장은 다이어트를 위한 운동에도 적용할 수 있다. 나의 성향과 체력을 잘 알아야 운동도 끝까지 할 수 있고 다이어트도 정복할 수 있다.

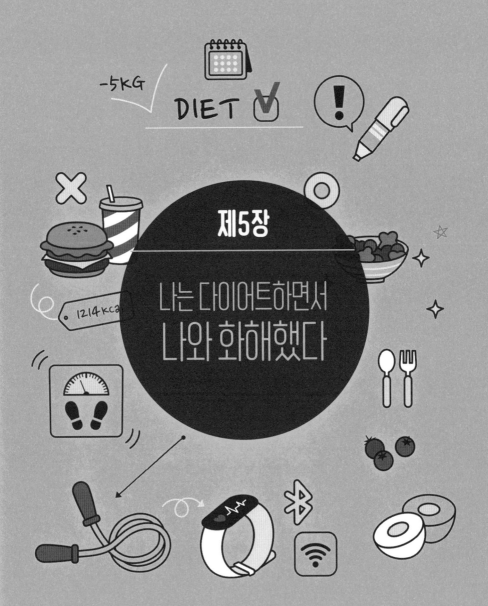

제5장

나는 다이어트하면서
나와 화해했다

6년이 지난 지금도 그때 방송을 기억한다.
나와 똑 닮은 동생의 사연에 깜짝 놀랐기 때문이다.
'예쁘다'와 '말랐다'는 칭찬 중 '말랐다'는 말을 더 선호하고 체중이 늘어난 꿈을 꾸고 화들짝 놀라서
잠에서 깼다는 등 마치 나의 이야기를 듣는 것 같았다.
그런데 내가 보아도 다이어트에 집착하는 동생은 정말 말라 보였다.
그때 나 자신을 다시 보았다.
혹시 다른 사람 눈에 비치는 내 모습도 저런 걸까?
나도 혹시 병적으로 '마른 것'에 집착하는 것이 아닐까?

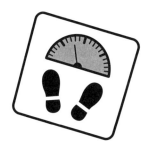

나는 체중계를 버리고 인생이 달라졌다

"사람마다 아홉수가 사납지."

_박경리《토지》

　우리나라에서 살고 있다면 대다수의 사람이 '아홉수'에 관한 이 야기를 한 번쯤은 듣는다. 아홉수란 9세, 19세, 29세, 39세 등으로 나이 뒷자리에 9가 붙는 해는 불행이 많이 따르고 잘못되는 일도 많다는 걸 의미한다. 그래서 흔히 아홉수가 되는 해당 연도에는 되도록 결혼이나 사업 등 새로운 일을 시작하는 것을 꺼리는 경우가 많다. 아무리 아홉수가 미신이라지만 29세 나에게도 아홉수의 고비가 찾아왔다.

그 시기에 나는 참 암울하게 살았다.

나와 동일하게 스물아홉을 우울하게 보낸 사람이 있다. 소설 《스물아홉 생일, 1년 후 죽기로 결심했다》 속의 아마리였다.

나는 스물아홉이다.

나는 뚱뚱하고 못생겼다.

나는 혼자다.

나는 취미도, 특기도 없다.

어쩌다가 이렇게 된 걸까?

내가 이렇게도 형편없는 인간이었나?

_《스물아홉 생일, 1년 후 죽기로 결심했다》

나와 너무나도 닮은 주인공의 처지 때문인지 책을 펴자마자 단숨에 다 읽어버렸다. 스스로 1년의 시간을 주고 시한부 인생을 살기로 결심한 주인공 아마리의 변화에 감탄했다. 그런데 무엇보다 놀란 것은 이 책이 단순한 허구가 아니라 작가 하야마 아마리의 실화를 바탕으로 썼다는 것이다.

20년간 매달린 다이어트
29세 때 과감하게 종지부

아마리는 자신의 처지에 절망한다. 살거나 죽을 용기도 없어 좌절에 빠졌을 때 TV를 통해 미국 라스베이거스를 보고 난생 처음 '뭔가를 해보고 싶다'는 간절함을 느낀다. 바로 라스베이거스를 여행하고 싶다는 꿈이 생겼다. 여행을 목표로 돈을 벌기 위해 그녀는 평소에는 생각하지 못한 다양한 직업을 경험하며 열심히 산다. 죽기로 결심하고 1년 후, 완전히 달라진 그녀의 모습을 볼 수 있다.

스물아홉, 그 시절 나의 머릿속은 '다이어트' 하나로 가득 차 있었다. 아침부터 저녁까지 운동하고 먹을 생각뿐이었다. 새벽부터 일어나 공복 유산소 운동을 하고 10시간 근무 후 개인 PT를 받고 스피닝을 탔다. 하지만 아이러니하게도 생애 최고 몸무게를 기록하고 있었다. 개인 PT를 받을 때라서 일주일에 한 번씩 몸무게를 측정했다. 그 시간이 어찌나 괴로웠던지 몸무게를 재는 날이면 심지어 물 한 모금 입에 대지 않았다.

책을 읽은 뒤 곰곰이 생각해 보았다. 도대체 내가 왜 몸무게에 이토록 집착하는 건지. 몸무게가 나의 모든 것을 결정지을 만큼 인생에서 중요한 부분이 맞는 건지에 대해서 말이다.

어렸을 때에는 그냥 남들처럼 예쁜 옷을 입고 싶은 욕구가 컸던 것 같다.

"이거 예쁘다. 입어볼 게요!"

"음… 아주 살짝 옷이 작은 것 같은데 한 치수 더 큰 걸로 드릴까요?"

살이 쪘을 때 가장 싫은 게 쇼핑이었다. 옷을 입어보기가 너무 무서웠다. 분명 마네킹에 걸려있을 때는 예뻐 보였던 옷인데 짧고 굵은 내 몸에 걸치면 하나도 예쁘지 않았다. 옷가게 점원은 애써 옷이 작게 나왔다며 나를 위로하곤 했다. 하지만 눈빛은 '그 옷은 너에게 어울리지 않아. 그 옷은 키 크고 날씬한 사람에게 어울리는 옷이야'라고 말하는 것 같았다. 쇼핑을 마치고 나면 울적해지곤 했다.

언니들과 비교 때문이기도 했다. 아무도 나와 언니들을 직접적으로 비교하지 않았다. 하지만 공부도 잘하고 주위의 칭찬을 듣는 언니들 모습을 볼 때면 상대적으로 나 자신이 굉장히 못나보였다. 언니들에게 "공부를 참 잘 하네."라고 말하는 것이 나에게 "너는 왜 저만큼 못하니?"라고 말하는 듯했다. 그럴수록 남들의 시선과 사회의 평판에 더 집착했다.

그렇다면 인생에서 몸무게가 차지하는 비중이 얼마나 될까? 왜 나는 그것을 놓지 못하는 걸까? 몸무게가 나의 지금 이 순간, 하루, 일주일, 한 달, 일 년, 평생을 좌지우지할 정도로 중요한가? 생각할수록 억울했다. 몸무게에 집착하면서 나의 모든 것들이 다

망가진 것 같았다. 결국 그날 나는 체중계를 버렸다. 그리고 더이상 몸무게가 결정하는 하루가 아니라 내가 계획하는 하루를 살겠다고 결심했다.

처음에는 체중계가 없는 생활이 어색하고 불편했다. 하루에 열 번도 넘게 체중계 위에 올라가던 습관을 단숨에 고치는 게 힘들었다. 음식을 먹고 나면, 화장실을 다녀오고 나면, 운동을 하고 나면 도대체 지금 몸무게가 얼마나 찌고 빠졌는지 궁금해 미칠 것 같았다. 거울 속의 나를 아무리 보아도 어제보다 살이 찐 건지, 빠진 건지 구분할 수 없었다. 인터넷 쇼핑몰에 들어가 장바구니에 체중계를 넣다 빼기를 몇 번 반복했는지 모른다.

체중계 대신 전신거울과 대화
내 몸에 맞는 옷 스타일 찾아

하지만 시간이 흐르면서 체중계 없는 생활에 익숙해졌다. 대신 전신 거울 앞에 서서 나의 몸을 찬찬히 살펴보는 시간이 늘었다. 처음에는 형편없어 보이던 나의 모습에서 나름 괜찮다고 느끼는 부분을 발견하기도 했다. 거울 속의 나는 키도 작고 다리도 짧고 허벅지와 종아리는 굵었다. 하지만 비율로 따지면 최악은 아닌 듯했다. 팔목과 발목이 상대적으로 가늘어 보였다.

내 신체의 장, 단점을 알게 되니 나에게 어울리는 스타일을 찾을 수 있었다. 예전에는 무조건 유행하는 옷에 나의 몸을 맞추려 했다. 하체가 튼실한 나에게 스키니 진이나 짧은 스커트는 정말 어울리지 않았다. 아무리 살이 빠져도 체형이 바뀌지 않아 속상 했다.

하지만 대신 다리가 길어 보일 수 있는 하이웨이스트 바지나 발목이 보이는 스커트를 입으니 단점이 커버되었다. 유행에 몸을 맞추려 하던 과거에서 벗어나 나의 몸에 맞는 옷들을 찾았다. 어 울리는 스타일을 찾는 과정에 재미를 느끼기까지 했다.

체중계를 버리고 몸무게에 대한 집착을 떨치자 하고 싶은 것들 이 생기기 시작했다. 나는 거의 20년을 다이어트만을 생각하며 살았다. 누군가 나에게 "취미가 무엇인가요?" 물으면 할 말이 없 었다. 취미의 사전적 의미는 '전문적으로 하는 것이 아니라 즐기 기 위하여 하는 일'이기 때문이다. 내가 즐기기 위해서 하는 것이 무엇인지를 떠올렸을 때 생각나는 게 없었다. 진심으로 취미라고 생각하는 걸 갖지 않았다. 직업 외에 가장 많은 시간을 투자하는 운동도 그때는 즐기기 위하여 하는 일은 아니었다.

그런데 체중계를 버리자 배우고 싶은 것들이 생겼다.

비만전문 병원 365mc에서 2014년 11월 17일부터 12월 1일까 지 2주간 358명을 대상으로 가장 공감되는 스타들의 다이어트 명 언에 대한 설문조사를 실시했다. 설문 결과 1위는 모델 이소라의 "인생은 살이 쪘을 때와 안 쪘을 때로 나뉜다"였다. 2위는 옥주현의 "먹어봤자 내가 아는 그 맛이다"였고 3위는 김사랑의 "세 끼 다 먹으면 살쪄요"였다. 특히 모델 이소라의 명언은 전체의 45%를 차지할 정도로 많은 사람의 공감을 얻었다.

자세히 보아야 예쁘다
너도 예쁘고 사랑스럽다

이를 보면 세상에는 아직도 많은 사람이 '살이 쪘느냐'의 여부로 인생을 평가하는 것 같다. 물론 다이어트를 통해 건강해지고 날씬해져서 본인이 만족하고 행복할 수 있다면 너무 좋은 일이다. 하지만 무분별하고 잘못된 방법의 다이어트로 일상이 무너질 수 있다. 나는 무너진 일상을 다시 회복하는 데에 오랜 시간이 걸렸다.

가장 중요한 것은 몸무게에 대한 집착을 버려야 한다. 혹시 하루에도 몇 번씩 체중계에 올라가고 있는가? 혹시 체중계에 올라가서 눈금을 확인하는 것이 죽을 만큼 싫은가? 싫지만 몸무게를 확인하지 않으면 불안하지 않은가? 몸무게에 집착하는 자신을 발견한다면 당장 체중계를 버려라. 얼마동안 궁금하고 답답하겠지만 체중계에서 자유로워지면 스트레스를 훨씬 덜 받는다.

그리고 체중계 위에 올라가는 대신 전신거울 앞에 서라. 머리부터 발끝까지 나의 모습을 구석구석 꼼꼼히 보는 시간을 자주 가지면 좋다. 처음에는 볼품없어 보인다. 예쁜 곳이라곤 찾기 어려울지도 모른다. 하지만 시간이 지날수록 제법 괜찮은 부분들이 눈에 들어오기 시작한다. 볼수록 매력적인 자신의 몸을 발견하게 된다. 유명한 나태주 시인의 〈풀꽃〉 시에서도 말하지 않던가? 자세히 보아야 예쁘다. 오래 보아야 사랑스럽다. 너도 그렇다.

HOT POINT
아침형 인간이 되는데 도움 되는 것들

▶ 무엇보다 중요한 것은 저녁에 일찍 잠드는 것이다. 평소 일어나는 시간보다 2시간 일찍 일어나고 싶다면 평소 잠드는 시간보다 최소 2시간 먼저 잠자리에 든다. 처음에는 잠이 오지 않고 일찍 잠들어도 여전히 늦게 일어날 수 있다. 하지만 시간이 흐르면 점점 몸이 적응해서 힘들지 않게 아침에 눈 뜰 수 있다. 되도록 점심 이후에는 카페인 섭취를 하지 않는다. 자기 직전에 격한 운동을 하는 건 오히려 수면에 방해가 된다. 무조건 아침에 일찍 일어나는 것을 목표로 하면 오히려 하루 종일 피곤함 때문에 일의 능률이 떨어진다. 그보다는 저녁에 일찍 잠들고 수면의 질을 높이려는 노력을 하는 것이 장기적으로 더 도움이 된다.

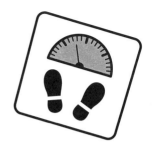

나는 다이어트하면서 5개의 직업을 가졌다

'하비프러너(Hobby-preneur)'라는 단어를 들어본 적 있는가? 자신이 좋아하는 취미를 전문적인 일로 기획해서 사업으로 확장, 발전시켜 나가는 사람을 가리키는 말이다. 비슷한 단어로 취미(Hobby)와 직업(occupation)을 합친 호큐페이션(Hoccupation)이라는 말도 있다.

이와 관련해서 2020년 잡코리아가 직장인 608명을 대상으로 조사를 했는데, 직장인 중 19.6%가 취미생활을 통해 추가 수익을 창출하는 하비프러너로 나타났다. 이들은 본래 직업 외에도 유튜브, SNS, 운동레슨, 소설이나 에세이 등 창작 활동을 통해서 추가적인 수익을 창출한다. 일과 삶의 균형을 뜻하는 워라밸(Work-life balance) 문화가 확산되면서 인생에서 취미가 중요한 부분이 되었다. 그리고 이제는 취미를 단순히 즐기는 데서 나아가 수익을 창출하는 데까지 이르렀다. 취미생활을 하면서 돈까지 벌 수 있다니 이것이야말로 일석이조의 삶이 아닐까.

체형관리사 식이지도사 도전
다이어트로 약해진 몸 회복

2019년 SBS 〈스페셜〉에서는 '취미가 직업이 된 사람들-하비프러너'라는 제목의 다큐멘터리를 방송했다. 방송에서 여러 하비프러너의 사연이 나왔다. 그중 가장 인상 깊은 이야기는 본래 직업이 승무원이었던 주이형 씨의 사례였다. 그녀는 국내 항공사의 승무원으로 일한지 5년쯤 되었을 때 허리통증이 심해 운동을 시작했다. 처음엔 건강을 위해 시작한 운동에 재미가 붙자 취미가 되었고 결국 직업이 되었다. 2014년 머슬 마니아 코리아 스포츠 모델을 시작으로 2014 머슬 마니아 유니버스에서 동양인 최초로 비키니 프로카드까지 획득했다.

그런데 도전은 여기서 끝나지 않았다. 그녀는 운동할 때 늘 함께하는 음악에 흥미를 갖게 되었다. 그래서 운동할 때 들을 음악을 직접 고르고 싶어 디제잉을 배우기 시작했다. 현재는 운동과 음악을 결합한 피트니스 DJ파티를 기획한다고 했다.

그녀의 삶이 나와 비슷하다는 생각이 들었다. 사실 나도 한때 하비프러너의 삶을 꿈꿨고 실제로 도전도 했다. 비록 지금은 임신, 출산과 육아 등 여러 여건상 실행에 옮기지 못하고 있지만 꼭 하비프러너로 살아보고 싶다.

나는 초등학교 시절부터 갖고 있던 외모 콤플렉스 때문에 늘 살과의 전쟁을 치렀다. 잘못된 방법으로 무리하게 다이어트를 하다 보니 신체적, 정신적으로 많이 망가진 채 지내던 시절도 있었다. 게다가 무분별한 정보 속에서 어느 것이 진짜인지 알지 못해 힘들었다. 어디에 물어봐야 정확하고 올바른 방법을 알려주는지 몰라 혼란스러웠다. 그러다 보니 다이어트라는 말만 들어도 쉽게 현혹되고 돈과 시간을 많이 낭비도 했다.

어느 순간 직접 공부해 봐야겠다는 결심이 섰다. 누구의 권유가 아닌 내가 직접 판단한 방법으로 다이어트를 하고 싶었다. 또 무리한 다이어트로 약해진 몸을 건강하게 만들고 싶었다. 그래서 시작한 것이 체형관리사와 식이지도사 자격증 공부였다. 내가 관심 있던 분야였기에 공부가 힘들지 않았다. 오히려 사람마다 체형이 다르고 그러기에 맞는 운동법과 식이요법이 달라져야 한다는 정확한 이론을 통해 깨닫는 과정이 재밌었다. 어렵지 않은 시험이어서 다행히 한 번에 자격증을 땄다.

이 경험은 큰 용기를 주었다. 그때까지 약사면허증과 대학을 졸업하는 데에 필요한 정보검색사 자격증 외에는 어떤 것도 없었다. 심지어 주위 친구들이 모두 갖고 있는 토익시험 점수도 없었다. 스펙을 쌓는다며 이것저것 경험하고 경력을 쌓은 친구들과 비교하니 그동안 내가 한 게 뭐가 있나 싶기도 했다. 그런데 생각보다 쉽게 체형관리사와 식이지도사 자격증을 갖게 됐다. 이것은 '어쩌면 지금부터 시작해도 할 수 있다'라는 막연한 자신감을 심어주었다. 그때부터 나의 도전은 시작됐다.

한창 채식, 비건, 로푸드와 관련된 책들을 읽던 시절이었다. 자극적인 음식으로 망가진 몸을 되돌릴 수 있는 방법을 찾을 때였다. 그냥 책을 읽고 인터넷으로 정보를 찾는 것만으로는 만족할 수 없었다. 그래서 체계적으로 교육받는 곳을 찾았다. 가까이에서 시작할 수 있는 게 '디톡스 주스 마스터' 과정이었다. 한국로푸드협회인 로푸드팜에서 자격증을 주는 과정이었다.

식품영양학을 전공하고 주스 바를 운영하는 선생님에게 디톡스 주스에 관해 배우고 직접 만드는 수업이었다. 클렌즈 주스를 기초로 스무디, 각종 비건 음료, 스무디 보울 등 많은 종류의 디톡스 주스를 배웠고 맛보았다. 그 전까지 디톡스 주스는 그냥 과일과 채소를 갈면 끝나는 거라고 생각했다. 하지만 과일과 채소에도 궁합이 존재하고 스무디와 착즙 주스가 서로 다르고 주의해야 할 점 등을 많이 배울 수 있었다. 게다가 디톡스 주스 마스터 자격증은 덤으로 오는 선물 같았다.

디톡스 주스 마스터 과정을 통해 로푸드에 관심이 더 커져 서울에서 로푸드 수업을 듣기로 결심했다. 다행히 매주 일요일마다 열리는 수업이 있어서 신청을 했다. KTX와 고속버스를 번갈아 타며 서울을 오가던 시간은 즐거웠다. 주말마다 여행을 가는 느낌이었고 새롭게 무언가를 배우는 내 자신이 대견스러웠다. 수업을 듣는 분들 중에는 제주도에서 비행기를 타고 오는 분도 있었다. 다들 로푸드에 대한 열정이 있었기에 그곳에서 만났던 사람들과 함께 한 시간이 소중했다. 그때 배우고 경험한 것은 투자한 돈과 시간이 전혀 아깝지 않을 정도로 값어치가 있었다.

아무 생각 없이 먹던 음식과 재료였던 동물을 생각해 볼 수 있는 시간이었다. 나는 로푸드를 그저 다이어트와 건강을 위해 찾았다. 하지만 로푸드 수업은 동물과 환경보호 등 더 넓은 시각으로 세상을 바라보는 기회를 주었다.

디톡스 주스 마스터 자격 획득
건강음료 직접 만들어 마셔

로푸드 지도사 자격증 후에 도전한 것은 '비건 베이킹'이었다. 언젠가부터 밥보다 빵을 더 좋아했다. 다른 지역을 가면 그곳의 유명한 빵집에서 빵을 사 왔고 택배로 빵을 받아먹기도 했다. 그런데 비건 베이킹을 통해 버터나 우유와 같은 동물성 재료를 사용하지 않고 빵을 만들 수 있음을 알았다. 다행히 그때 비건 베이킹 수업을 하는 곳이 있어서 바로 신청했다.

정말 버터와 우유 없이도 빵을 만들었다. 만든 빵은 먹고 난 후에 소화도 잘되었고 포만감도 오래 유지되었다. 수업 시간에 직접 만든 빵을 집에 가져와 먹을 때면 뿌듯했다. 비건 베이킹의 매력에 푹 빠져 오븐을 비롯한 제빵 기구들을 장만했다.

먹는 것을 바꾸자 이제 몸에 바르는 것도 바꿔보고 싶었다. 그래서 천연 비누와 천연 화장품 만들기 그리고 아로마 테라피 자격증에 도전했다. 다이어트를 하며 먹는 것에 대한 관심은 많았지만 피부에는 신경 쓰지 않았다. 하지만 로푸드를 통해 피부에도 최대한 자연적인 것을 적용하려는 욕심이 생겼다. 공부를 통해 천연이 무조건 안전하지 않음을 알았다. 특히 천연 아로마오일은 사람의 호르몬에 영향을 미치고 피부에도 자극을 줄 수 있어 연령, 권장량, 그리고 사용하는 범위에 맞게 써야 한다.

가장 최근에 도전한 것이 스피닝이다. 나는 스피닝을 꽤 오래 접하고 즐겼다. 자연스럽게 강사 없이 혼자서도 음악에 맞춰 안무 동작을 할 수 있는 정도가 되었다. 그러자 내가 좋아하는 노래에 맞춰 안무를 만들고 싶은 욕심이 생겼다. 현란한 조명 아래서 쿵쿵거리는 음악에 맞춰 모두가 나의 안무를 따라하는 모습을 상상만 해도 흥분되었다. 게다가 주위에서 강사를 해도 되겠다는 이야기도 꽤 많이 들었다.

마음 한 구석에 스피닝 강사에 대한 꿈이 조금씩 커져갈 때, 기회가 생겼다. 하지만 강사로서 타는 것과 회원은 차원이 달랐다. 강사는 안무를 완벽히 외워 먼저 사인을 주고 중간 중간 소리를 지르며 회원들에게 활력을 주는 역할이다. 나는 목소리가 큰 편이 아니어서 음악에 묻혀 내 목소리가 잘 들리지 않았다. 그래서 주말 내내 연습을 하고 나면 목이 아팠다. 배에서 소리를 내기 위해 복식호흡까지 연습했다. 주말 수업이 없을 때도 센터에 나가서 혼자 연습했다. 영상을 찍어 확인하는 작업을 반복했다. 생각보다 어려운 과정이었지만 강사 수료증을 받았을 때의 뿌듯함은 컸다.

스피닝 강사 수료증 따 취미를 직업으로 승화

나의 인생 영화 중 〈어바웃 타임〉이 있다. 주인공인 팀은 성인이 되던 날, 아버지로부터 자신에게 시간을 되돌릴 수 있는 염력이 있다는 이야기를 듣는다. 장롱 안에 들어가서 눈을 꼭 감고 손을 불끈 쥐고서 돌아가고 싶은 시간을 떠올리면 그 시간으로 돌아갈 수 있다는 것이다. 그리고 팀은 염력을 이용해서 메리라는 여자를 만나 결혼하고 예쁜 딸을 갖게 된다. 그런데 어느 날 여동생이 교통사고로 죽고 이를 막기 위해 팀은 과거로 떠난다. 그리고 현재로 돌아왔을 때, 팀의 사랑스런 아이가 바뀌었다. 과거가 달라지니 현재도 달라졌다.

가끔 상상해본다.

'과거에 내가 날씬하고 예쁜 아이였더라면? 아니, 날씬하고 예쁘지 않아도 자신에게 만족하고 다이어트를 시작하지 않았다면? 좀더 편한 삶을 살지 않았을까'라고 말이다.

그런데 만약 내 인생에 다이어트가 사라진다면 지금 내가 즐기고 있는 많은 취미생활들과 내가 갖고 있는 자격증들도 사라질 것이다. 체형관리사, 식이지도사, 디톡스 주스 마스터, 로푸드 지도사, 비건 베이킹, 아로마 테라피, 스피닝 강사까지⋯ 이 모든 것은 다이어트를 하지 않았다면 도전해보지 않았을 것이다. 그렇다면 나는 결코 나의 과거를 바꾸고 싶지 않다. 비록 다이어트 때문에 고되고 힘들었지만 덕분에 얻은 많은 깨달음과 인생의 즐거움을 잃기는 더더욱 싫다.

내가 이루어낸 성공으로 나를 판단하지 마시오. 내가 얼마나 많이 넘어졌다가 다시 일어섰는 가로 나를 판단해 주시오.

_넬슨 만델라

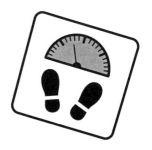

31
나와 대화하면서 내면의 상처를 치유하다

"어릴 때부터 언니가 항상 몸이 가시 같다는 얘기를 들었는데 저는 달덩이 같다 그래서 속상했어요."

"29kg이 되고 싶은데 뺄 자신이 없어요. 하지만 빼빼 마른 난민 같아야 예뻐 보여요."

"나도 그만 하고 싶은데 살이 찌면 또 어른들이 토실하다고 할까 봐 못 그만 두겠어요."

2014년 〈안녕하세요〉라는 TV프로그램에 다이어트에 집착해

6개월간 밥을 안 먹는 여동생이 고민이라는 여성의 사연이 방송되었다. 방송의 고민 여성은 "동생에게 다이어트 강박증이 있다. 밥을 안 먹는다. 죽을 수도 있을 것 같다"고 말했다. 특히 동생은 29kg이 되고 싶다고 말을 해서 출연진을 비롯한 많은 시청자를 충격에 빠뜨렸다.

체중 늘어나는 꿈
'마른 것'에 집착하는 꿈

방송에 나온 동생의 모습은 누가 봐도 날씬함을 넘어 마른 모습이어서 더 안타까웠다. 심한 저체중 상태임에도 빼빼 마른 게 예뻐 보인다고 말하는 동생을 보니 마치 나를 보는 듯했다. 동생 역시 어렸을 때부터 언니와 비교 당하면서 스트레스를 받았다고 이야기했다.

6년이 지난 지금도 그때 방송을 기억한다.

나와 똑 닮은 동생의 사연에 깜짝 놀랐기 때문이다. '예쁘다'와 '말랐다'는 칭찬 중 '말랐다'는 말을 더 선호하고 체중이 늘어난 꿈을 꾸고 화들짝 놀라서 잠에서 깼다는 등 마치 나의 이야기를 듣는 것 같았다. 그런데 내가 보아도 다이어트에 집착하는 동생은 정말 말라 보였다. 그때 나 자신을 다시 보았다.

혹시 다른 사람 눈에 비치는 내 모습도 저런 걸까?

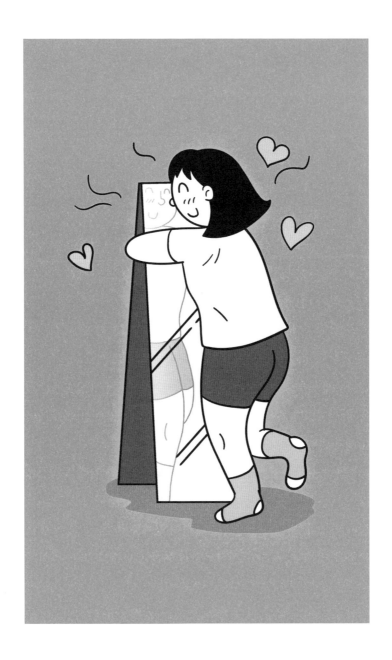

나도 혹시 병적으로 '마른 것'에 집착하는 것이 아닐까?

평범해질 용기 생기니까
열등감 패배의식 사라져

나는 다이어트에 집착하면서 스트레스를 받았고 건강이 안 좋아졌다. 처음에는 크게 걱정하지 않았다. 이 모든 고통이 다이어트에 성공하고 원하는 몸무게에 도달하면 없어질 거라고 믿었기 때문이다. 하지만 다이어트는 끝이 없었다. 살이 빠지면 빠질수록 욕심이 더 생겼다. 게다가 아무리 몸무게가 줄어도 거울 속의 나는 날씬하지 않았다. 도대체 몸무게를 얼마나 더 빼야 예뻐질 수 있지? 점점 지쳐갔다.

몸무게가 줄고 날씬해지면 나 자신을 사랑할 거라고 생각한 건 큰 착각이었다. 내 눈에 비친 나는 늘 뚱뚱했다. 이는 몸무게의 문제가 아니었다.

누구나 갓난아기가 방긋 웃어줄 때 느끼는 벅찬 기쁨을 경험한다. 어린 아이일 때는 부모와 사회로부터 어떠한 대가도 없이 사랑을 받는다. 특별히 무언가를 잘하지 않아도 존재만으로 사랑과 축복을 받는다. 하지만 성장하면서 이야기가 달라진다. 자신이 성취한 것과 잘해낸 것으로 평가와 인정을 받는다. 그리고 인정받았을 때 사랑받는 생각이 든다. 그런데 세상에서 인정받기 위해서는 능력, 성공과 명예 등이 필요하다. 그러나 인정받지 못했을 때는 불안함을 느낀다.

나는 집에서는 언니들과 경쟁에서 이겨야만 사랑받을 수 있을 것 같았고, 세상에서는 무엇이든지 완벽해야만 인정받을 수 있다고 생각했다. 하지만 나는 언니들보다 못난 부분이 많았고 완벽한 사람도 아니었다. 그래서 늘 불안했다. 사랑받지 못할까 봐 전전긍긍했다. 불안함으로 인해 다이어트에 집착하게 되었다.

"이번에 내 친구가 다이어트하고 나서 엄청 예뻐졌어! 완전 딴 사람이 되었다니깐."

"내가 아는 사람은 두 달 만에 10kg을 뺐대. 엄청나지 않아?"

시간이 지나면서 나의 경쟁상대는 언니들로부터 점점 확장되어 주위 친구들, 지인의 지인, TV속 연예인 그리고 만난 적 없는 SNS속 사람들까지 내가 아닌 누군가는 모두 나의 경쟁 상대였다. 그럴수록 나 자신은 하찮은 존재로 보였다.

열등감과 패배의식에 둘러싸여 나라는 존재는 어느 하나 잘난 것 없는 사람이 되어갔다.

한없이 나락으로 떨어져갈 때 나를 일으켜 세운 것은 '미움 받을 용기'와 '평범해질 용기'였다. 아들러 심리학이 주목받던 때가 있었다. 기시미 이치로라는 일본의 철학자가 아들러 심리학을 알기 쉽게 소개한 책《미움 받을 용기》는 무려 41주 동안 국내 베스트셀러 1위를 차지했다. 인기가 계속 이어져《미움 받을 용기2》

도 나왔다.

　오스트리아 출신의 정신의학자이자 심리학자인 알프레트 아들러는 프로이트, 칼 융과 함께 '현대 심리학의 3대 거장'으로 손꼽힌다. 아들러는 인간의 '열등감'이라는 키워드로 마음의 본질을 해석했다. 그리고 현대인이 행복하지 못한 이유가 '모든 사람에게 사랑받고자 하기 때문'이라고 설명한다. 그래서 현대인은 언제나 타인의 인정을 갈구하느라 자기 삶을 주체적으로 살아가지 못한다. 아들러는 이때 필요한 것이 '미움 받을 용기'와 '평범해질 용기'라고 말한다.

다이어리를 쓰면서
나에게 애정과 연민 생겨

　내가 '미움 받을 용기'와 '평범해질 용기'를 갖기 위해 가장 먼저한 일은 다이어리 쓰기였다. 거창한 것을 쓴 게 아니고 그냥 그날그날 느끼고 생각한 것을 썼다. 가끔은 '살기 싫다'라는 말만 쓰기도 했고, 나를 속상하게 한 사람의 험담을 길게 쓴 날도 있다. 하루 이틀 다이어리를 쓰다 보니 내 감정에 관심을 갖게 되었다. 예전에는 내가 무엇을 좋아하고 싫어하고 일상을 어떤 마음으로 사는지 궁금하지 않았다. 그저 어떻게 하면 남에게 좋은 평가를 받을 수 있을까만 중요했다.

'나를 무시하는 발언을 들으면 화가 나는구나.'

'나는 어린 아이를 참 좋아하는구나. 반면에 어르신을 대하는 것이 어렵구나.'

다이어리를 쓰면서 그동안 몰랐던 나의 모습을 발견했다. 그리고 내 감정에 좀더 집중할 수 있었다. 알고 보니 나도 때론 누군가에게 상처를 주고 이유 없이 누군가를 미워했다. 그러면서 나는 모든 사람에게 사랑받기를 바라는 것 자체가 말이 안 된다는 것을 깨달았다. 게다가 내가 완벽해진다고 해서 모두가 나를 사랑해 주지 않았다. 또한 모두에게 사랑받을 필요가 없었다.

그리고 내가 나를 사랑하지 않는데 과연 누가 나를 사랑해 줄 수 있을까. 모두에게 사랑받기 위해 지금까지 노력했는데 정작 나를 비롯한 누구에게도 사랑받지 못했다.

나 자신에게 미안했다.

한동안 거울 속 못난 내 모습이 싫어 거울을 치워버렸다. 그런데 나에게 애정과 연민이 생기자 거울을 보기 시작했다. 거울을 보다 보니 생각만큼 내가 못난 건 아니었다. 콤플렉스였던 동글동글한 얼굴과 통통한 볼 살은 오히려 나이보다 어려 보이게 해 주었다. 이 얼굴에 너무 큰 키는 어울리지 않는다고 생각하니 작은 키도 만족스러웠다. 부모님께 물려받은 여드름 없는 피부도 좋았다. 거울을 가까이 하면서 운동을 통해 변화하는 내 몸을 바라보는 게 신났다. 허벅지 굵기의 미세한 차이와 붓기가 빠지자 드러난 콧대 등 아무도 모르지만 나만 아는 작은 변화에 기분이 좋아졌다.

내가 나를 사랑하자 내 마음속 상처 아물어

내가 나를 사랑하자 신기한 일이 벌어졌다. 바로 나를 사랑해 주는 지금의 남편을 만났다. 그 전에는 연애를 해도 '이 사람도 언젠간 나의 부족한 면에 실망하여 나를 떠나가 버릴 거야'라는 막연한 두려움이 있었다. 나의 솔직하지 못한 모습 때문에 상대방은 늘 아쉬움과 섭섭함을 표현했다. 그러다 결국 나에게 상처를 받고 나를 떠났다.

하지만 달라진 나는 남편에게 모든 것을 다 내려놓고 나의 밑바닥까지 보여줄 수 있었다. 그러자 남편은 오히려 나의 부족한 면을 보듬어줬다. 그리고 남편의 그런 모습에 신뢰가 쌓였다.

갓난아기 때만 아무 조건 없이 사랑을 받을 수 있는 게 아니다. 성인이 된 나도 아무 조건 없이 사랑을 받고 있다. 부모님이 나를 사랑해 주고 남편이 나를 사랑해 준다. 누구보다 내가 나를 사랑한다. 이런 마음가짐은 다이어트에만 도움이 된 것이 아니다. 나의 외모나 능력과 상관없이 사랑받고 있다는 사실은 무엇이든 할 수 있다는 자신감을 주었다. 늘 '할 수 없어' '실패할 거야' '네가 그럼 그렇지'라는 부정적인 생각을 갖고 있던 나는 변했다.

　나를 변하게 한 것은 완벽함이 아니고 완벽하지 않아도 된다는 생각이었다. 실수할 수도 있고 넘어져도 되고 다시 일어설 수 있다는 믿음이 나를 조금씩 변하게 만들었다. 어렸을 때부터 갖고 있던 마음 속 상처가 조금씩 아물어가는 것을 느낄 수 있었다. 그 누구도 아닌 내 자신만이 치유할 수 있었다.

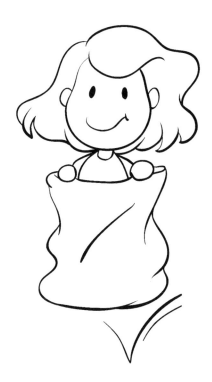

32
어제보다 나은 나를 위하여

"예전에 비해 얼굴이 훨씬 편해 보이는 것 같아."

"솔직히 대학교 다닐 때는 너무 말랐었어, 지금이 훨씬 더 보기 좋아!"

대학교 시절 40kg도 안 되는 몸무게였던 나를 기억하는 사람들이 나에게 하는 이야기다. 대학교를 졸업하고 사회생활을 시작하면서 점점 살이 쪘다. 살이 찌는 만큼 자존감은 바닥을 향해 뚝뚝 떨어졌다. 떨어진 자존감은 어느덧 열등감으로 변했다. 열등감으로 똘똘 뭉쳐있던 나는 칭찬도 칭찬으로 받아들이지 못했다. 지금이 더 낫다는 말에 '그럼 도대체 예전엔 얼마나 엉망이었다는 말이지?'라며 생각했고 예전 모습을 기억하는 사람들과 만남을 피했다.

패배의식이나 열등감은 살아가는 데 가장 나쁜 장애물이다. 우리는 약점과 장점을 함께 갖고 있다. 그런데 패배의식이나 열등감에 사로잡힌 사람은 자신의 약점에만 집중한다. 항상 약점을 커버하기 위해 애를 쓴다.

나 역시 늘 나의 약점과 단점에만 집착했다. 수없이 많은 흠집을 갖고 스스로 마구 재단했다.

'나는 왜 저 사람만큼 해내지 못할까? 나는 왜 부족한 면이 많지?' 이런 생각이 반복될수록 자신감은 더 하락했고 사람을 만나는 게 어려워졌다.

다이어트 중이라고 밝혀라
상대는 이해하고 정보도 준다

어느 순간 세상 속에 나 혼자 서 있는 느낌이 들었다. 내 주위에는 아무도 없었다. 사람들이 나를 떠난 게 아니라 내가 주위 사람들을 떠난 것이었다. 외로웠고 두려웠다. 죽을 것만 같았다. 그래서 나는 살기 위해 조금씩 세상 밖으로 나가려는 시도를 했다.

"왜 이렇게 안 드세요? 어디 불편하세요?"

"아니요. 아까 점심 먹은 게 소화가 잘 안되어서요."

예전에는 내가 다이어트를 한다는 사실을 어떻게든 숨기려고 했다. 약속이 있을 때면 언제나 속이 불편하다거나 배가 부르다는 핑계로 제대로 먹지 않았다. 살찌지 않는 체질을 타고난 사람인 것처럼 행동했다.

그러다 보니 집 밖과 안의 생활이 너무 달랐다.

하루는 친구들과 맛있는 음식이 가득한 해산물 뷔페에 갔다. 초밥, 롤과 튀김 등 맛있어 보이지만 하나같이 살이 찔 게 뻔한 음식이었다. 나는 속이 안 좋다는 핑계로 거의 먹지 않고 배고픔을 참았다.

그리고 그날 밤 집에 돌아오자마자 참았던 식욕이 폭발했다. 허겁지겁 냉동식품을 꺼내 먹고 엄청난 양의 과자를 먹었다. 폭식을 할 거라면 차라리 친구들과 함께 맛있는 음식을 먹는 것이 낫지 않았을까 후회하고 자책했다.

하지만 이제는 달라졌다. 누구에게나 어디에서나 나는 다이어트 중이라고 당당하게 밝힌다.

"저는 살이 잘 찌는 편이에요. 지금은 관리 중이라서 많이 안 먹으려고요."

"그렇구나! 우리 부담이 덜 되는 음식으로 먹어요! 아니면 차라리 공원을 산책하면서 이야기를 할까요?"

과거에는 다이어트를 한다고 이야기하면 상대방이 나를 매우 깐깐한 사람으로 생각할까 봐 걱정했다. 그러나 나의 생각이 틀렸다. 오히려 내가 다이어트 중이라는 것을 밝히면 상대방은 나를 이해해 주고 다이어트에 도움이 되는 여러 정보를 알려주기도 했다.

지금의 상황을 변화시키고 싶다면 먼저 자신을 내려놓아야 한다. 자신을 내려놓고 약한 부분을 드러내면 오히려 주위 사람의 도움을 받을 수도 있고 새 출발을 할 수 있는 길이 열리는 것을 경험할 수 있다.

물론 쉬운 일이 아니다.

자신을 내려놓기가 어려운 이유는 모두 체면과 자존심 때문이다. 다른 사람이 나를 무시할까 봐 걱정한다. 딱 한 번만 눈 감고 솔직해져 보자. 있는 그대로의 모습을 드러내 보자. 결코 아무도 나를 무시하지 않는다. 그리고 이런 경험이 모이면 조금씩 변해가는 자신을 느낄 수 있다.

나를 내려놓는 연습을 하자 주위 사람에게 내가 다이어트 중이라는 것을 밝히는 게 어렵지 않았다.

그리고 언젠가부터 막연하지만 다이어트를 주제로 책을 써보고 싶다는 꿈을 갖게 되었다.

그렇다고 내가 다이어트를 통해서 환골탈태를 경험하지 않았다. 현재 완벽한 몸매를 갖고 있지도 않다. 게다가 "나를 따라하면 다이어트에 성공할 수 있다"라고 자신 있게 말할 특급 비법을 갖고 있지도 않다. 그럼에도 다이어트를 주제로 책을 쓴 것은 나의 다이어트 실패담이 누군가에게 도움이 될 수 있다는 확신 때문이다.

경험은 중요한 지식이며 누군가를 살릴 수 있다

내가 수많은 방법으로 다이어트를 하고 실패하며 몸이 망가져 갈 때 만약 한 사람이라도 그게 잘못된 것이라고 말해 주었다면 어떻게 되었을까 생각을 자주 한다. 또 '네가 다이어트에 반복해서 실패했다고 네가 가치 없는 사람이 아니다'라고 말해 준 사람이 있었다면 어땠을까 생각도 해본다. 아마 다이어트로 몸과 마음이 함께 망가지는 것을 피했을 것이다.

그래서 이젠 이 책을 통해 누군가에게 도움을 주려고 한다. 나의 경험과 실패가 다른 사람을 살리는 통로가 되길 바라는 마음에서 책을 쓰기 시작했다. 수려한 문장력을 가진 것도 아니고 엄청난 정보를 주지도 못한다. 그저 내 책을 읽는 사람에게 힘을 주고 싶다.

문학평론가 황현산은 산문집 《밤이 선생이다》에서 당신이 쓰고 있는 글에 자신감을 가지라고 말한다. 자신의 사소한 경험도 세상에 알려야 할 중요한 지식으로 여기라는 뜻이다. 나 역시 나의 다이어트 경험이 중요한 지식이 될 수 있으며 누군가를 살릴 수 있다고 생각한다.

성공한 사람은 다른 사람이 아니라 자신이 할 수 있는 일을 해낸 사람이다. 그런데 많은 사람들은 할 수 있는 일은 하지 않고 할 수 없는 일만 바라고 있다. 자신이 할 수 있는 정도의 일을 때를 놓치지 말고 하라. 삶은 그것만으로 충분하다.

_로맹 롤랑(Romain Rolland)

HOT POINT

운동을 취미로 만드는 법

▶ 운동이 취미가 되기 위해서 가장 중요한 것은 지속할 수 있는 운동을 찾는 것이다. 본인이 재미있다고 생각하는 운동이 무엇인지 찾아야 한다. 직접해 보는 것이 가장 좋은 방법이지만 여건이 안 된다면 유튜브 등의 SNS를 이용해 본다. 요즈음에는 SNS가 잘되어 있으니 관심 있는 운동을 미리 검색해 보자. 운동하는 모습을 찍은 영상도 보고 운동 후기도 읽다보면 나의 흥미를 끄는 운동이 생긴다. 그 후에 그 운동을 직접 배우면 실패 확률이 낮다. 그리고 운동하는 중에도 SNS를 활용해 보자. 같은 운동을 하는 사람들끼리 커뮤니티를 형성해서 이야기를 나누면 서로 자극이 되어 꾸준히 할 수 있는 힘이 생긴다.

다이어트 ⁺ 건강
둘을 잡다

2021년 6월 25일 1판 1쇄 발행

지은이 이미나
펴낸이 최봉규

책임편집 서이석
북코디 밥숟갈(최수영)
북디자인 공간42
교정교열 주항아
일러스트 이용석
마케팅 김낙현

펴낸곳 청홍(지상사)
출판등록 1999년 1월 27일 제2017-000074호

주소 서울 용산구 효창원로64길 6(효창동) 일진빌딩 2층
우편번호 04317
전화번호 02)3453-6111 팩시밀리 02)3452-1440
홈페이지 www.cheonghong.com
이메일 jhj-9020@hanmail.net

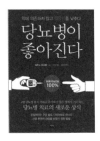

당뇨병이 좋아진다

미즈노 마사토 / 이주관 · 오승민

당질제한을 완벽하게 해낸 만큼 그 후의 변화는 매우 극적인 것이었다. 1년에 14kg 감량에 성공했고 간(肝)수치도 정상화되었다. 그뿐만 아니라 악화일로였던 당화혈색소도 기준치 한계였던 5.5%에서 5.2%로 떨어지는 등 완전히 정상화되었다. 변화는 그뿐만이 아니었다.

값 15,200원 국판(148×210) 256쪽
ISBN978-89-90116-91-8 2019/5 발행

약에 의존하지 않고 콜레스테롤 중성지방을 낮추는 방법

나가시마 히사에 / 이주관 이진원

일반적으로 사람들은 콜레스테롤과 중성지방의 수치가 높으면 건강하지 않다는 생각에 낮추려고만 한다. 하지만 혈액 검사에 나오는 성분들은 모두 우리 인간의 몸을 이루고 있는 중요한 구성 물질들이다. 이 책은 일상생활에서 스스로 조절해 나가기 위한 지침서다.

값 13,800원 사륙판(128×188) 245쪽
ISBN978-89-90116-90-1 2019/4 발행

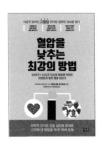

혈압을 낮추는 최강의 방법

와타나베 요시히코 / 이주관 전지혜

저자는 고혈압 전문의로서 오랜 임상 시험은 물론이고 30년간 자신의 혈압 실측 데이터와 환자들의 실측 데이터 그리고 다양한 연구 논문의 결과를 책에 담았다. 또 직접 자신 혈압을 재왔기 때문에 혈압의 본질도 알 수 있었다. 꼭 읽어보고 실천하여 혈압을 낮추길 바란다.

값 15,000원 국판(148×210) 256쪽
ISBN978-89-90116-89-5 2019/3 발행

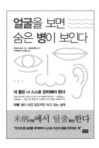

얼굴을 보면 숨은 병이 보인다

미우라 나오키 / 이주관 오승민

미우라 클리닉 원장인 미우라 나오키 씨는 "이 책을 읽고 보다 많은 사람이 자신의 몸에 관심을 가졌으면 하는 바람입니다. 그리고 이 책이 자신의 몸 상태를 파악하여 스스로 자신의 몸을 관리하는 방법을 배우는 계기가 된다면 이보다 더 큰 기쁨은 없을 것"이라고 했다.

값 13,000원 신국판(153×225) 168쪽
ISBN978-89-90116-85-7 2019/1 발행

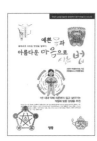

예쁜 몸과 아름다운 마음으로 사는 법

스즈키 치세 / 이주관 이진원

사람이 살아가는 사계절을 이해하여 어떤 대책을 세우는 것이 좋은지 배우는 것이다. '몸'과 '마음'이 무리하지 않게 하는 것을 최우선으로 하면서 복장이나 식사, 생활 스타일 무엇이든 괜찮다. 이 책에서 말하는 황제내경 365일 양생이 예쁜 몸과 아름다운 마음으로 사는 법이다.

값 14,200원 국판(148×210) 256쪽
ISBN978-89-90116-81-9 2018/6 발행

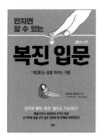

만지면 알 수 있는 복진 입문

히라지 하루미 / 이주관 장은정

한약을 복용하는 것만이 '한의학'은 아니다. 오히려 그에 앞선 진단과 그 진단에 대한 셀프케어에 해당하는 양생이 매우 중요하다. 이러한 한의학 진단 기술 중 하나에 해당하는 것이 바로 복진이다. 이 책은 기초부터 복증에 알맞은 한약 처방까지 총망라한 책이다.

값 15,800원 국판(148×210) 216쪽
ISBN978-89-90116-08-6 2019/8 발행

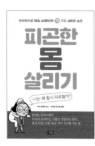

피곤한 몸 살리기

와다 겐타로 / 이주관 오시연

피로를 느낄 때 신속하게 그 피로를 해소하고 몸을 회복시키는 여러 가지 방법을 생활 습관과 심리적 접근법과 함께 다루었다. 또 식생활에 관해 한의학적 지식도 덧붙였다. 여기서 전하는 내용을 빠짐없이 실천할 필요는 없다. 자신이 할 수 있을 만한 것을…

값 13,500원 사륙판(128×188) 216쪽
ISBN978-89-90116-93-2 2019/6 발행

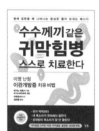

수수께끼 같은 귀막힘병 스스로 치료한다

하기노 히토시 / 이주관 김민정

고막 안쪽이 '중이'라고 불리는 공간이다. 중이에는 코로 통하는 가느다란 관이 있는데, 이것이 바로 이관이다. 이관은 열리거나 닫히면서 중이의 공기압을 조절하는 역할을 하는데, 이 이관이 개방되어 있는 상태가 지속되면 생기는 증상이 이관개방증이다.

값 14,000원 국판(148×210) 184쪽
ISBN978-89-90116-92-5 2019/6발행

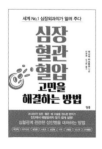

심장 · 혈관 · 혈압 고민을 해결하는 방법

미나미 카즈토모 / 이주관 오시연

가장 흔한 질병은 고혈압이다. 고혈압 후보까지 합치면 60세 이상 중절반이 심혈관 질환에 관련된 어떤 증상을 앓고 있다. 저자는 이 책을 심혈관 계통 질환에 시달리는 사람과 그 질환에 걸릴까봐 불안한 사람에게 직접 조언하는 심정으로 썼다고 한다.

값 13,500원 사륙판(128×188) 200쪽
ISBN978-89-90116-06-2 2019/11 발행

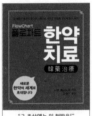

플로차트 한약치료

니미 마사노리 / 권승원

이 책은 저자의 의도가 단순하다. 일단 실제 임상에서 정말로 한약을 사용할 수 있게 하기 위한 입문서다. 그래서 한의학 이론도 한의학 용어도 일절 사용하지 않았다. 서양의학 치료로 난관에 부딪힌 상황을 한약으로 한번쯤 타개해 보자는 식의 사고방식이다.

값 17,700원 사륙변형판(112×184) 240쪽
ISBN978-89-90116-77-2 2017/8 발행

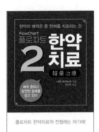

플로차트 한약치료2

니미 마사노리 / 권승원

기본 처방에 해당되는 것을 사용하면 될 것을 더 좋은 처방이 없는지 고민한다. 선후배들이 그런 일로 일상 진료에 고통을 받는 것을 자주 목격했다. 2권은 바로 매우 흔하고, 당연한 증례를 담고 있다. 1권을 통해 당연한 상황에 바로 낼 수 있는 처방이 제시되었다.

값 19,500원 사륙변형판(120×188) 256쪽
ISBN 978-89-90116-87-1 2019/2 발행

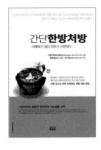

간단 한방처방

니미 마사노리 / 권승원

과학이 발전하고 진보했어도 과거 한의학의 지혜나 예술적인 지혜를 아직 수치화할 수 없다. 서양의학적인 진료에서는 환자를 보지 않고 검사치나 진단리포트를 보는 경우가 많다. 저자는 체험을 통하여 아주 논리적으로 한의학은 좋은 양생 중에 하나라는 것을 납득시켜는 책이다.

값 18,000원 신국판(153×225) 200쪽
ISBN978-89-90116-64-2 2015/1 발행

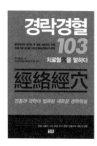

경락경혈 103, 치료혈을 말하다

리즈 / 권승원 김지혜 정재영 한가진

경혈을 제대로 컨트롤하면 일반인들의 건강한 생활을 도모할 수 있음
을 정리하였다. 이 책은 2010년에 중국에서 베스트셀러 1위에 올랐을
정도로 호평을 받았다. 저자는 반드시 의사의 힘을 빌릴 것이 아니라
본인 스스로 매일 일상생활에서 응용하여 건강하게 살 수 있다.

값 27,000원 신국판(153×225) 400쪽
ISBN978-89-90116-79-6 2018/1 발행

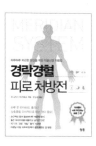

경락경혈 피로 처방전

후나미즈 타카히로 / 권승원

경락에는 몸을 종으로 흐르는 큰 경맥과 경맥에서 갈려져 횡으로 주
행하는 낙맥이 있다. 또한 경맥에는 정경이라는 장부와 깊은 관련성
을 가지는 중요한 12개의 경락이 있다. 장부란 한의학에서 생각하는
몸의 기능을 각 신체 장기에 적용시킨 것이다.

값 15,400원 국판(148×210) 224쪽
ISBN978-89-90116-94-9 2019/9 발행

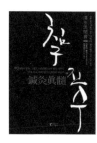

침구진수鍼灸眞髓

시로타 분시 / 이주관

이 책은 선생이 환자 혹은 제자들과 나눈 대화와 그들에게 한 설명까
지 모두 실어 침구치료술은 물론 말 한 마디 한 마디에 담겨 있는 사
와다 침구법의 치병원리까지 상세히 알 수 있다. 마치 사와다 선생 곁
에서 그 침구치료법을 직접 보고 듣는 듯한 생생한 느낌을 받을 수 있
을 것이다.

값 23,000원 크라운판(170×240) 240쪽
ISBN978-89-6502-151-3 2012/9 발행

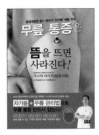

무릎 통증은 뜸을 뜨면 사라진다!

가스야 다이치 / 이주관 이진원

뜸을 뜨면 그 열기가 아픈 무릎을 따뜻하게 하고, 점점 통증을 가라앉게 해 준다. 무릎 주변의 혈자리에 뜸을 뜬 사람들은 대부분 이와 비슷한 느낌을 털어놓는다. 밤에 뜸을 뜨면 잠들 때까지 온기가 지속되어 숙면할 수 있을 뿐 아니라, 다음날 아침에도 몸이 가볍게 느껴진다.

값 13,300원 신국변형판(153×210) 128쪽
ISBN978-89-90116-04-8 2020/4 발행

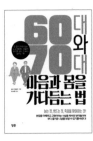

60대와 70대 마음과 몸을 가다듬는 법

와다 히데키(和田秀樹) / 김소영

옛날과 달리 70대의 대부분은 아직 인지 기능이 정상이며 걷는 데 문제도 없다. 바꿔 말하면 자립한 생활을 보낼 수 있는 마지막 무대라고도 할 수 있다. 따라서 자신을 똑바로 마주보고 가족과의 관계를 포함하여 80세 이후의 무대를 어떤 식으로 설계할 것인지 생각해야 하는 때다.

값 15,000원 국판(148×210) 251쪽
ISBN979-11-91136-03-6 2021/4 발행

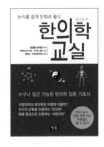

한의학 교실

네모토 유키오 / 장은정 이주관

한의학의 기본 개념에는 기와 음양론 오행설이 있다. 기라는 말은 기운 기력 끈기 등과 같이 인간의 마음 상태나 건강 상태를 나타내는 여러 가지 말에 사용되고 있다. 행동에도 기가 관련되어 있다. 무언가를 하려면 일단 하고 싶은 기분이 들어야한다.

값 16,500원 신국판(153×224) 256쪽
ISBN978-89-90116-95-6 2019/9 발행

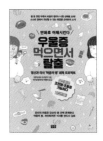

우울증 먹으면서 탈출

오쿠다이라 도모유키 / 이주관 박현아

매년 약 1만 명 정도가 심신의 문제가 원인이 되어 자살하고 있다. 정신의학에 영양학적 시점을 도입하는 것이 저자의 라이프워크이다. 음식이나 영양에 관한 국가의 정책이나 지침을 이상적인 방향으로 바꾸고 싶다. 저자 혼자만의 힘으로 이룰 수 없다.

값 14,800원 국판(148×210) 216쪽
ISBN978-89-90116-09-3 2019/7 발행

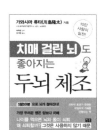

치매 걸린 뇌도 좋아지는 두뇌 체조

가와시마 류타 / 오시연

이 책을 집어 든 여러분도 '어쩔 수 없는 일'이라고 받아들이는 한편으로 해가 갈수록 심해지는 이 현상을 그냥 둬도 될지 불안해 할 것이다. 요즘 가장 두려운 병은 암보다 치매라고 한다. 치매, 또는 인지증(認知症)이라고 불리는 이 병은 뇌세포가 죽거나 활동이 둔화하여 발생한다.

값 12,800원 신국판변형(153×210) 120쪽
ISBN978-89-90116-84-0 2018/11 발행

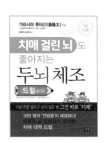

치매 걸린 뇌도 좋아지는 두뇌 체조 드릴drill

가와시마 류타 / 이주관 오시연

너무 어려운 문제에도 활발하게 반응하지 않는다. 단순한 숫자나 기호를 이용하여 적당히 어려운 계산과 암기 문제를 최대한 빨리 푸는 것이 뇌를 가장 활성화한다. 나이를 먹는다는 것은 '나'라는 역사를 쌓아가는 행위이며 본래 인간으로서의 발달과 성장을 촉진하는 것이다.

값 12,800원 신국판변형(153×210) 128쪽
ISBN978-89-90116-97-0 2019/10 발행

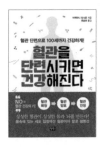

혈관을 단련시키면 건강해진다

이케타니 토시로 / 권승원

이 책은 단순히 '어떤 운동, 어떤 음식이 혈관 건강에 좋다'를 이야기
하지 않는다. 동양의학의 고유 개념인 '미병'에서 출발하여 다른 뭔가
이상한 신체의 불편감이 있다면 혈관이 쇠약해지고 있는 사인임을 인
지하길 바란다고 적고 있다. 또한 관리법이 총망라되어 있다.

값 13,700원 사륙판(128×188) 228쪽
ISBN978-89-90116-82-6 2018/6 발행

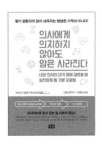

의사에게 의지하지 않아도 암은 사라진다

우쓰미 사토루 / 이주관 박유미

암을 극복한 수많은 환자를 진찰해 본 결과 내가 음식보다 중요시하
게 된 것은 자신의 정신이며, 자립성 혹은 자신의 중심축이다. 그리고
왜 암에 걸렸는가 하는 관계성을 이해하는 것이다. 자신의 마음속에
숨어 있는 것이 무엇인지, 그것을 먼저 이해할 필요가 있다.

값 15,300원 국판(148×210) 256쪽
ISBN978-89-90116-88-8 2019/2 발행

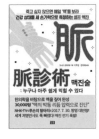

脈診術맥진술

오사다 유미에 / 이주관 전지혜

사람들이 일상생활 속에서 스스로 혈류 상태를 확인할 수 있는 단 한
가지 방법이 있다. 그것은 바로 '맥진'이다. 맥진으로 맥이 빠른지 느
린지, 강한지 약한지 또는 깊은지 얕은지를 알 수 있다. 이 책의 목적
은 맥진으로 정보를 읽어 들이는 방법을 소개한 책이다.

값 14,700원 국판(148×210) 192쪽
ISBN978-89-90116-07-9 2019/9 발행

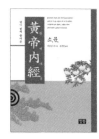

알기 쉽게 풀어 쓴 황제내경黃帝內經

마오싱 니 / 조성만

동양 최고의 의학서이자 철학서로 오늘날에도 한의학을 공부하는 사람들의 바이블이며, 그 명성에 걸맞게 내용도 훌륭하다. 다만 매우 난해하여 한의학을 전공하는 이들에게도 쉽지 않다는 점이 아쉽다. 황제내경은 동양의학의 관점을 이해하기 위해서는 반드시 읽어야 하는 책이다.

값 48,000원 사륙배판변형(240×170) 672쪽
ISBN978-89-90116-52-9 2012/7 발행

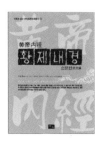

황제내경黃帝內經 소문편素問篇

주춘차이 / 정창현 백유상 김경아

황제내경은 동양의학의 이론서 중 가장 오래된 책이며, 가히 동양의학의 원류라고 불러도 부족함이 없는 고전이다. 〈소문〉은 천인합일설, 음양오행설을 바탕으로 하여 오장육부와 경락을 통한 기혈의 순행으로 생명 활동을 유지해 나간다. 《내경》이라고도 하며, 의학오경의 하나이다.

값 22,000원 사륙배판변형(240×170) 312쪽
ISBN978-89-90116-18-5 2004/1 발행

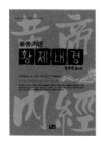

황제내경黃帝內經 영추편靈樞篇

주춘차이 / 정창현 백유상

황제내경은 중국의 전설상의 제왕인 황제와 황제의 신하였던 기백, 뇌공 등 6명의 명의와 대화를 빌어 인간의 생명과 건강의 비밀을 논하고 있다. 〈영추〉는 81편으로 구성되어 있으며, 자법(刺法: 침놓는 법) 및 기(氣), 혈(血), 영(榮), 위(衛) 등을 계통적으로 자세히 설명하고 있다.

값 22,000원 사륙배판변형(240×170) 320쪽
ISBN978-89-90116-19-8 2004/11 발행

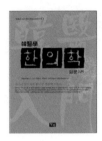

한의학 입문
주춘차이 / 정창현 백유상 장우창

한의학만큼 오랜 역사 속에서 자신의 전통을 유지하면서 지금까지 현실에 실용적으로 쓰이고 있는 학문 분야는 많지 않다. 지난 수천 년의 시간 속에서도 원형의 모습을 고스란히 간직하면서 동시에 치열한 임상 치료의 과정 중에서 새로운 기술을 창발 또는 외부로부터 받아들였다.

값 22,000원 사륙배판변형(240×170) 352쪽
ISBN978-89-90116-26-0 2007/2 발행

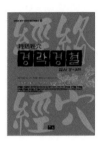

경락경혈經絡經穴 14경十四經
주춘차이 / 정창현 백유상

경락은 우리 몸을 거미줄처럼 엮어 기혈의 흐름을 조절해 주고 있는데, 우주 변화의 신비가 그 속에 축약되어 있고 실제적이면서 철학적인 체계를 갖고 있음은 최근 여러 보도를 통해 확인된 바 있으며 실제로 일반인이 일상생활 속에서 쉽게 행할 수 있는 질병치료의 수단이 되어 왔다.

값 22,000원 사륙배판변형(240×170) 332쪽
ISBN978-89-90116-26-0 2005/10 발행

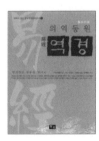

의역동원醫易同源 역경易經
주춘차이 / 김남일 강태의

공자가 죽책(竹册)의 끈이 수십 번 닳아서 끊어지도록 읽었다는 이 책은 풍부한 지식이 뒷받침되어 있는 역작으로 독자들의 욕구를 충족시켜 주고 있으며, 주역하면 어려운 책이라고 선입견을 가진 독자들이라도 흥미롭게 접근할 수 있도록 기초부터 쉽고 명료하게 서술되어 있다.

값 22,000원 사륙배판변형(240×170) 304쪽
ISBN978-89-90116-17-1 2003/10 발행

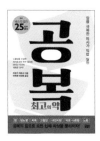

공복 최고의 약

아오키 아츠시 / 이주관 이진원

저자는 생활습관병 환자의 치료를 통해 얻은 경험과 지식을 바탕으로 다음과 같은 고민을 하게 되었다. "어떤 식사를 해야 가장 무리 없이, 스트레스를 받지 않으며 질병을 멀리할 수 있을까?" 그 결과, 도달한 답이 '공복'의 힘을 활용하는 방법이었다.

값 14,800원 국판(148×210) 208쪽
ISBN978-89-90116-00-0 2019/11 발행

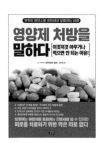

영양제 처방을 말하다

미야자와 겐지 / 김민정

인간은 종속영양생물이며, 영양이 없이는 살아갈 수 없다. 그렇기 때문에 영양소가 과부족인 원인을 밝혀내다 보면 어느 곳의 대사회로가 멈춰 있는지 찾아낼 수 있다. 영양소에 대한 정보를 충분히 활용하여 멈춰 있는 회로를 다각도에서 접근하여 개선하는 것에 있다.

값 14,000원 국판(148×210) 208쪽
ISBN978-89-90116-05-5 2020/2 발행

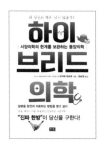

하이브리드의학

오카베 테츠로(岡部哲郎) / 권승원

이 책은 "서양의학의 한계"를 테마로 서양의학이 가지고 있는 약점과 문제점, 동양의학이 아니면 할 수 없는 점을 중심으로 질병을 완치할 수 있는 방법이라면, 무엇이든 찾아 받아 들여야만 한다고 생각한다. 의학을 동서로 나누어 보는 시대는 끝났다. 말 그대로. 콤비네이션. 하이브리드.

값 14,000원 사륙판(128×118) 194쪽
ISBN979-11-91136-02-9 2021/1 발행

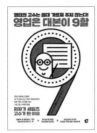

영업은 대본이 9할

가가타 히로유키 / 정지영

이 책에서 전달하는 것은 영업 교육의 전문가인 저자가 대본 영업 세미나에서 가르치고 있는 영업의 핵심. 즉 영업 대본을 작성하고 다듬는 지식이다. 대본이란 '구매 심리를 토대로 고객이 갖고 싶다고 "느끼는 마음"을 자연히 끌어내는 상담의 각본'을 말한다.

값 15,800원 국판(148×210) 237쪽
ISBN978-89-6502-295-4 2020/12 발행

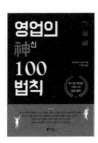

영업의 神신 100법칙

하야카와 마사루 / 이지현

인생의 고난과 역경을 극복하기 위해서는 '강인함'이 반드시 필요하다. 내면에 숨겨진 '독기'와도 같은 '절대 흔들리지 않는 용맹스러운 강인함'이 있어야 비로소 질척거리지 않는 온화한 자태를 뽐낼 수 있고, '부처'와 같은 평온한 미소로 침착하게 행동하는 100법칙이다.

값 14,700원 국판(148×210) 232쪽
ISBN978-89-6502-287-9 2019/5 발행

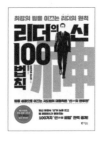

리더의 神신 100법칙

하야카와 마사루 / 김진연

리더가 다른 우수한 팀을 맡게 되었다. 하지만 그 팀의 생산성은 틀림없이 떨어진다. 새로운 다른 문제로 고민에 휩싸일 것이 뻔하기 때문이다. 그런데 이번에는 팀 멤버를 탓하지 않고 자기 '능력이 부족해서'라며 언뜻 보기에 깨끗하게 인정하는 듯한 발언을 하는 리더도 있다.

값 15,000원 국판(148×210) 228쪽
ISBN978-89-6502-292-3 2020/8 발행

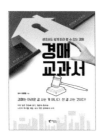

경매 교과서

설마 안정일

저자가 기초반 강의할 때 사용하는 피피티 자료랑 제본해서 나눠준 교재를 정리해서 정식 책으로 출간하게 됐다. A4 용지에 제본해서 나눠준 교재를 정식 책으로 출간해 보니 감회가 새롭다. 지난 16년간 경매를 하면서 또는 교육을 하면서 여러분에게 꼭 하고 싶었던…

값 17,000원 사륙배판(188×257) 203쪽
ISBN978-89-6502-300-5 2021/3 발행

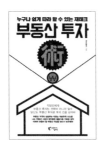

부동산 투자術술

진우

자본주의 시스템이 의해 자산과 물가는 계속 오르고 있지만 상대적으로 소득은 매년 줄어들어 부익부 빈익빈 상태가 전 세계적으로 더욱 심화되고 있기 때문이다. 물론 돈과 물질적 풍요가 우리 삶의 전부가 아니며, 그것만으로 인간의 진정한 행복과 만족감…

값 16,500원 신국판(153×225) 273쪽
ISBN978-89-6502-298-5 2021/2 발행

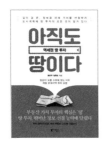

아직도 땅이다 :역세권 땅 투자

동은주 정원표

부동산에 투자하기 전에 먼저 생각하고 또 짚어야 할 것들을 살피고, 이어서 개발계획을 보는 눈과 읽는 안목을 기르는 방법이다. 이어서 국토와 도시계획 등 관련 개발계획의 흐름에 대한 이해와 함께, 부동산 가치 투자의 핵심이라 할 수 있는 역세권 개발 사업에 대한 설명이다.

값 17,500원 신국판(153×224) 320쪽
ISBN978-89-6502-283-1 2018/6 발행

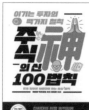

주식의 神신 100법칙

이시이 카츠토시 / 오시연

당신은 주식 투자를 해서 좋은 성과가 나고 있는가? 서점에 가보면 '주식 투자로 1억을 벌었느니 2억을 벌었느니' 하는 책이 넘쳐나는데, 실상은 어떨까? 실력보다는 운이 좋아서 성공했으리라고 생각되는 책도 꽤 많다. 골프 경기에서 홀인원을 하고 주식 투자로 대박을 낸다.

값 15,500원 국판(148×210) 232쪽
ISBN978-89-6502-293-0 2020/9 발행

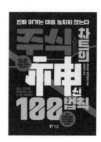

주식 차트의 神신 100법칙

이시이 카츠토시 / 이정은

저자는 말한다. 이 책은 여러 책에 숟가락이나 얻으려고 쓴 책이 아니다. 사케다 신고가를 기본으로 실제 눈앞에 보이는 각 종목의 움직임과 조합을 바탕으로 언제 매매하여 이익을 얻을 것인지를 실시간 동향을 설명하며 매매전법을 통해 생각해 보고자 한다.

값 16,000원 국판(148×210) 236쪽
ISBN978-89-6502-299-2 2021/2 발행

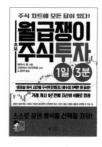

월급쟁이 초보 주식투자 1일 3분

하야시 료 / 고바야시 마사히로 / 노경아

무엇이든 시작하지 않으면 현실을 바꿀 수 없다는 것을 깨닫고 회사 업무를 충실히 수행하면서 주식을 공부해야겠다고 결심했다. 물론 주식에 대한 지식도 경험도 전혀 없어 밑바닥에서부터 시작해야 했지만, 주식 강의를 듣고 성과를 내는 학생들도 많았으므로 좋은 자극을 받았다.

값 12,700원 사륙판(128×188) 176쪽
ISBN978-89-6502-302-9 2021/4 발행

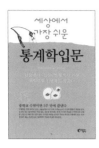

세상에서 가장 쉬운 통계학 입문

고지마 히로유키 / 박주영

이 책은 복잡한 공식과 기호는 하나도 사용하지 않고 사칙연산과 제곱, 루트 등 중학교 기초수학만으로 통계학의 기초를 확실히 잡아준다. 마케팅을 위한 데이터 분석, 금융상품의 리스크와 수익률 분석, 주식과 환율의 변동률 분석 등 쏟아지는 데이터…

값 12,800원 신국판(153×224) 240쪽
ISBN978-89-90994-00-4 2009/12 발행

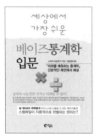

세상에서 가장 쉬운 베이즈통계학 입문

고지마 히로유키 / 장은정

베이즈통계는 인터넷의 보급과 맞물려 비즈니스에 활용되고 있다. 인터넷에서는 고객의 구매 행동이나 검색 행동 이력이 자동으로 수집되는데, 그로부터 고객의 '타입'을 추정하려면 전통적인 통계학보다 베이즈통계를 활용하는 편이 압도적으로 뛰어나기 때문이다.

값 15,500원 신국판(153×224) 300쪽
ISBN978-89-6502-271-8 2017/4 발행

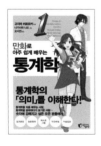

만화로 아주 쉽게 배우는 통계학

고지마 히로유키 / 오시연

비즈니스에서 통계학은 필수 항목으로 자리 잡았다. 그 배경에는 시장 동향을 과학적으로 판단하기 위해 비즈니스에 마케팅 기법을 도입한 미국 기업들이 많다. 마케팅은 소비자의 선호를 파악하는 것이 가장 중요하다. 마케터는 통계학을 이용하여 시장조사 한다.

값 15,000원 국판(148×210) 256쪽
ISBN978-89-6502-281-7 2018/2 발행

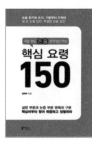

대입–편입 논술 합격 답안 작성 핵심 요령 150

김태희

시험에서 합격하는 비결은 생각 밖으로 단순하다. 못난이들의 경합에서 이기려면, 시험의 본질을 잘 알고서 그것에 맞게 올곧게 공부하는 것이다. 그러려면 평가자인 대학의 말을 귀담아들을 필요가 있다. 대학이 정부의 압력에도 불구하고 논술 시험을 고수하는 이유는….

값 22,000원 신국판(153×225) 360쪽
ISBN978-89-6502-301-2 2021/2 발행

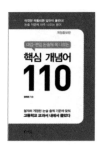

대입–편입 논술에 꼭 나오는 핵심 개념어 110

김태희

논술시험을 뚫고 그토록 바라는 대학에 들어가기 위해서는 논술 합격의 첫 번째 관문이자 핵심 해결 과제의 하나인 올바른 '개념화'의 능력이 필요하다. 이를 위해서는 관련한 최소한의 배경지식을 습득해야 하는데, 이는 거창한 그 무엇이 아니다. 논술시험에 임했을 때…

값 27,000원 신국판(153×225) 512쪽
ISBN978-89-6502-296-1 2020/12 발행

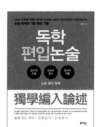

독학 편입논술

김태희

이 책은 철저히 편입논술에 포커스를 맞췄다. 편입논술 합격을 위해 필요한 많은 것들을 꾹꾹 눌러 채워 넣었다. 전체 8장의 단원으로 구성되었지만, 굳이 순서대로 공부할 필요는 없다. 각 단원을 따로 공부하는데 불편함이 없도록, 겹겹이 그리고 자세히 설명했다.

값 45,500원 사륙배판(188×257) 528쪽
ISBN978-89-6502-282-4 2018/5 발행